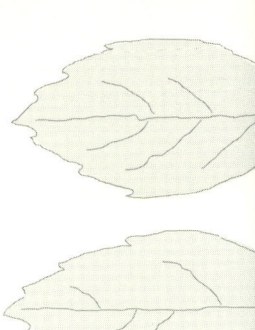

ショートケアと リワークの実践ガイド

導入編

プログラムの組み立てから実施まで

寺田　浩　編著

北大路書房

● まえがき

　今回，ショートケアに関する本を，偶然にもこのようなシリーズ本の形で出版する機会を与えて頂きました。この本の出版が企画されたきっかけを少し説明したいと思います。近年，ショートケアやリワークといったプログラムの導入に興味を持つ機関が非常に多くなってきていて，実際にそういったプログラムを始める機関も増えてきています。私はこの1年程の間に日本全国の様々な地域でうつ病とその治療などに関する講演を行う機会がありました。その際当院で行っているショートケアとリワークについても少し紹介をさせていただくのですが，講演後に出てくる質問の多くがショートケアとリワークに関する内容であり，それはどの地域へ行っても常に同じ結果でした。実際に受ける質問は，「ショートケアやリワークはどのようにして始めたらいいのか」，また，「始めた後にどのようにして軌道に乗せていけばいいのか」「採算は取れるのか」といった具体的な内容が多かったのです。また既に実施しているという参加者の方が当院で実施されているショートケアの内容の詳細を知りたいという声も数多くありました。

　私たちのクリニックは現在，静岡県で唯一のうつ病リワーク研究会の正会員施設です。そのうつ病リワーク研究会の公表内容などをもとに調べてみれば，全国では様々な優れたプログラムを実施されている施設は他にたくさんあることがすぐにわかります。そのような状況の中で，私たちのクリニックのショートケアやリワークがなぜ注目されるのか。おそらく，私たちの行うショートケアがデイケアの短縮版という考えではなく，ショートケアであるがゆえの治療効果やメリットを追求した結果でき上がったプログラムであることに他にはない面白さを感じていただいているためではないかと考えております。そのため，今回本を書くにあたって，当院のショートケアの特徴やその有用性を中心に全体をなるべくわかりやすく伝えるように心掛けました。今後ショートケアの実施を考えている方々になるべくその魅力が伝えられればと考えています。

　ここでまず，本書の特徴について説明します。

　本書は，私たちがショートケアを導入して軌道にのせるまでの間，実際に試

● まえがき

行錯誤した経過から得たものを基本にして作成しています。様々な実践書がありますが，本書に記載した実践内容はすべて1つの診療所の中で検討し，実行してきたものです。そのため，この本を読んで実際にやってみたいと思った場合に1つの診療所だけで実施することが可能な内容となっています。準備のために連携しているいくつもの施設や企業と連絡を取り合い，ミーティングを重ねて……ということを日々の外来に忙殺されている診療所スタッフに要求するのは大変な困難があるものですが，私たちのたどった道すじをみれば「これならできるかもしれない」と思っていただけるのではないでしょうか。

もう1つの特徴は本書を読んでいただくことで，具体的な着手点が明らかとなり，軌道にのせるまでの現実的な流れが把握しやすくなるということです。

また，通常の外来を中心とした診療所でショートケアを併せて行うことにどのようなメリットがあるのかという点についても述べることとしました。ショートケアは，診療所で外来を行う医師が診察室の中で行う外来治療だけでは不足を感じた時に，実現可能なもう1つの有用な治療手段になり得ると考えます。その点をぜひ診療所の先生に知っていただきたいと考えています。

ここで，当院のショートケアの特徴について述べてみたいと思います。

当院のショートケアはリワークに限定していないため，リワーク目的の人とリワーク以外の目的の人が混在しています。リワークは近年ずいぶん盛んにいわれてはいますが，実際リワーク目的でショートケアを利用するケースはあまり多くはありません。復職を目的としない場合とは，例えば求職中，主婦，学生，退職後，または特に仕事をすることを考えていない場合などたくさんあります。私たちが考えるショートケアの目的とは，まず本人の更なる機能回復を目指すことであり，また診察に役立つようなより多くの情報を得ることで結果的に患者への治療効果を高めることと考えています。もちろんリワークというプログラムは非常に重要ですが，リワーク目的のみに限ってしまってはショートケアによる機能回復を必要とする他の多くの患者を支援できないことになってしまいます。そのような理由により，リワーク目的とその他の目的の人が混在するショートケアを行うこととしました。

次の特徴は，参加者を当院通院中の方に限定していることです。これは，参加中の様子から得た情報を，薬物療法等の診察室での治療に反映させることが

● まえがき

非常に大切であると考えているからです。本文にて詳述しますが，ショートケア中に体調の増悪が判明した場合，当院通院中の方であるからこそすぐに外来診察を行うことができ，結果的に病状変化に対する早い対応が可能になるのです。これらの特徴とそれについての私たちの考えも本文にて詳述させていただきました。

　現在，リワークに関するこの種の本はまだまだ少ないのが現状です。その中でぜひ何かの参考になればと思い，拙速ながら本を執筆させていただきました。

　この本はあくまで1つの診療所での実践を示しています。それぞれの診療所，病院によって，地域の事情もあれば，通院患者の疾患ごとの割合や年齢層など背景の違いもあるでしょうし，施設の規模や交通事情も違うでしょう。そのためショートケアを始めるためには，それぞれの施設に一番合ったやり方を試行錯誤しながら見つけていくことになると思います。その時に，何とか軌道に乗せることができた1つの診療所の実践例として，多くの方に参考にしていただければ幸いです。

　最後に，あたたかく見守り，ご差配いただいた北大路書房の編集部の薄木敏之氏に感謝申し上げます。本書が，リワークや集団療法を始めようと熱意を持っている精神科ならびに心療内科のスタッフの方々の背中を押し，より良いケアに繋がっていくことを祈っております。

2014年5月20日

医療法人社団明光会理事長　寺田　浩

● 目 次

●まえがき　i
●イントロダクション：当院の紹介　vii

Ⅰ　理論編　……1

第1章　ショートケアとは　2
1. ショートケアとは何か，デイケアとの違い　2
2. ショートケアとは何か　4

第2章　歴　史　8
1. デイケアの歴史　8
2. ショートケアの歴史　11
3. 復職支援，リワークの歴史　13
4. 集団精神療法の歴史　14

第3章　精神科臨床におけるショートケアの位置づけ　17
1. ショートケアを行う意義　17
   (1) プログラム自体が病気に対する効果を持つ　18
   (2) 十分に時間をかけた精神療法ができる　19
   (3) 短時間のショートケアは診療所で実施しやすい形態である　20
   (4) 短時間のプログラムならではのメリットがある　21
   (5) 就労を目的としていなくても実施できる　22
   (6) ショートケアが午前中に行われることでリズムができる　22
   (7) 心理教育を行うことで服薬のアドヒアランスが向上する　24
   (8) 復職支援目的での詳細な情報提供を行いやすい　24
2. クリニックに通院する患者の特徴　25
3. 精神科診療所（クリニック）と病院でサービス内容の機能分化を図ることの重要性　30
4. 精神疾患の鑑別の難しさ　31
   (1) 気分障害の鑑別におけるショートケアの意義　31
   (2) 精神疾患の鑑別について　43
   (3) 発達障害の鑑別について（成人のADHDの鑑別）　46
   (4) 症状の悪化に対し早期介入が可能である　48
5. 各ショートケアプログラムを併用する意味について　48
6. ショートケアの位置づけ，まとめに代えて　51
   当院のショートケアの歴史　52
●コラム1：理論にどう形を与えていくのか？　54

Ⅱ　準備編　……57

第4章　施設基準等について　58
1. 枠組み　58

● 目 次

　　2．診療報酬点数，人員配置，実施時間等　　60
　　3．届け出について　　63

第5章　プログラムの組み立て　　64
　　1．まず何から始めるか　　64
　　　（1）書籍・研修　　64
　　　（2）ニーズ調査　　65
　　　（3）実施施設の見学　　65
　　2．実際にプログラムをつくる　　65
　　　（1）実施施設に合わせた調整　　65
　　　（2）企画書の作成　　66
　　　（3）実施前の進行の確認・調整　　67
　　3．プログラムの充実のために　　67
　　　（1）プログラムの質を高める　　67
　　　（2）プログラムの兼ね合いを考える　　68

第6章　ショートケアの実施に必要な環境整備について　　70
　　1．実施に必要な設備　　70
　　2．実施に必要な備品　　70
●コラム2：あおいクリニックの環境づくり　　73

Ⅲ　実施編　……75

第7章　院内対応　　76
　　1．参加対象者について　　76
　　2．利用形態　　77
　　3．参加形態の特徴　　78
　　4．ショートケア参加のメリット　　78

第8章　参加までの流れ　　80
　　1．参加決定時　　80
　　　（1）指示箋　　81
　　2．参加申し込み時　　83
　　　（1）参加同意書　　83
　　　（2）ショートケア予診票　　85
　　3．参加開始時　　86
　　　（1）参加記録シート　　86
　　　（2）活動グラフ　　88
　　4．オリエンテーションプログラム　　88
　　　（1）集団で治療を行う意義の説明　　90
　　　（2）実施しているプログラムの紹介　　90
　　　（3）ショートケア利用計画の作成　　90
　　5．リワーク利用者への対応　　93

● 目 次

　　　（1）参加への姿勢に対する注意事項　93
　　　（2）休職体験の振り返り　93
　　　（3）復職に向けたステップアップ目標の設定　95
　　　（4）ライフモニタリングシートの記入　95

第9章　スタッフの役割と対応　98
　　1．参加者の募集：募集の実際，募集の手段等　98
　　2．事務処理の体制　99
　　　（1）予約　99
　　　（2）会計の流れ　100
　　3．ショートケアスタッフの役割設定：具体的な業務　102
　　　（1）プログラム準備段階での役割　103
　　　（2）プログラム実施中の役割　103
　　　（3）プログラム終了後の役割　104
　　　（4）役割区分　106
　　4．参加者の観察ポイント　106
　　　（1）自己紹介や発表場面　107
　　　（2）講義や心理教育場面　107
　　　（3）グループでの話し合い場面　107
　　　（4）課題のある活動を行う場面　108
　　　（5）ロールプレイ場面　108
　　　（6）振り返りを行う場面　108

第10章　プログラムの構成　110
　　1．「生活」：よりよい生活を目指すプログラム　111
　　2．「交流」：コミュニケーション能力を向上させるためのプログラム　112
　　3．「認知」：考え方・とらえ方に注目したプログラム　113
　　4．「仕事」：職場復帰や就労を目指すプログラム　114
　　5．プログラムの具体例　117
●コラム3：スタッフの自己研鑽，研修　123

　Ⅳ　実践例・補足資料　……125
　　1．参加者のアセスメント概要：疾患・年齢・性別・参加状況等　126
　　2．ケース報告　126
●コラム4：実践を通じてのプログラムの改善について　133

●Q&Aよくある質問　134
●文献　139

● イントロダクション：当院の紹介

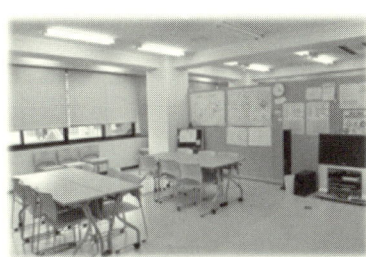
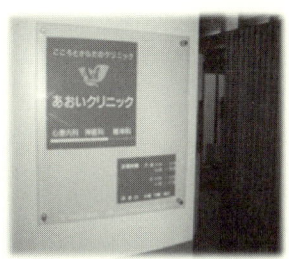
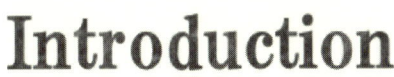
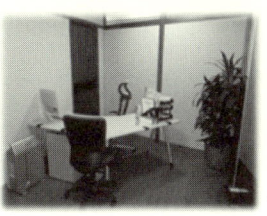

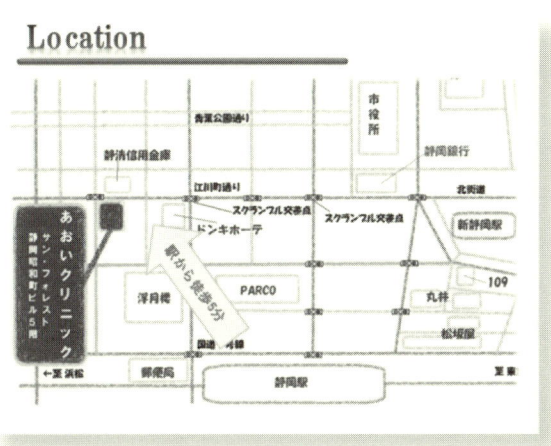

● イントロダクション

　ショートケアの説明に入る前にまず，当院の紹介をしたいと思います。
　私たちのクリニックは静岡市にあり，静岡駅から徒歩5分の所にあります。静岡県のほぼ中央にある静岡市は，人口約70万人の政令指定都市であり，県庁所在地でもあります。私たちの診療所はビルの一角にあり平成17年12月に開業しました。周囲には官公庁も含め多くの企業が立ち並びます。そのため当院には仕事帰りの人も多く受診します。また駅が近いということもあり市外から通院する人もいます。当院への通院患者は様々な立場の人がいて，年代層も幅広いのです。平成22年に開始したショートケアは同じビルの中で行っています。
　もう少し私たちのクリニックの話を続けます。クリニックの人員ですが，当初は医師2人と事務員1人の計3人で始めました。その6か月後に心理士が1人加わりました。その先生が加わったことでクリニックは非常に重要な転機を迎え，先生はその後クリニックにとって大きな力となってくれました。
診察室のある5階は3つの診察室の他カウンセリングルームが1つ，処置室が1つあり，6階はショートケアを実施するスペース1つと準備室があります。およそ1年間，メンタルヘルスに関する心理教育講座や集団精神療法など様々なグループ活動の試行を繰り返しました（詳細は後述します）。このような期間を経た後ショートケアを開始しました。
　さてクリニックに訪れる人たちについて話を進めていきます。クリニックには様々な人が来院されます。不安，抑うつ，不眠などの不調を抱えて精神科，心療内科に受診する人，周囲から勧められて来院する人，発達障害ではないかと来院される人などいます。受診経路も心療内科，精神科は初めてという人，過去にも受診したことがある人，薬物療法というよりもその他の治療法を受けたいという人，転居して転院してくる人など様々な理由で来院されます。
　治療への希望もいろいろです。認知行動療法を受けたい，森田療法を受けたいと希望する人，薬は嫌だという人もいます。また，休職を繰り返していて，今度こそ休職したくないという人もいます。様々なニーズがある中で，どのような治療を提供できるのか，試行錯誤の結果の1つがこのショートケアなのです。
　ショートケアは，デイケアよりも短い時間ですので，心理士，精神保健福祉

● イントロダクション

士といった専門職種はショートケア以外の時間では，知能検査や人格検査などの心理検査や，カウンセリング，インテーク面接，ケースワークなど幅広い業務を行うことができます。デイケアでは一日スタッフが専属的になり他の業務は難しそうですが，ショートケアの場合はカウンセリング，各種心理療法，個人面談，知能検査，人格検査などの各種心理検査，ケースワークなどができるともいえます。

いかがでしょうか。自らの専門性が生かせるショートケアをやっている診療所に勤務してみたいと思われた読者もいらっしゃるのではないでしょうか。また薬物療法主体で治療しても効果が上がらないケースを抱えた読者でショートケアを始めたいと思われる方もいらっしゃるのではないでしょうか。

当院が提案するショートケアシステムの特徴を以下に挙げます。

・単独で行っても効果のある数種類の精神療法を１つのプログラムに盛り込んでいる
・当院に通院中の患者だけを対象としている
・自由に何回でも参加できる
・プログラム自体が病気に対する効果を持つ
・心理教育を行うことで服薬のアドヒアランスが向上する

当院のショートケアの参加形態の特徴として，自由に何回でも参加できるというのがあります。これにより，以下のような効果があると考えています。

①患者に対する心理的な圧迫が少ない
②患者の主体的な参加が期待できる
③主体的な参加が引き出しやすいことで，効果も上がりやすい
④プログラムがより患者主体になる

「患者主体の治療法の選択」は，なかなか難しいかと思います。というのは，多くの精神療法では，治療者側の価値観や受けてきた教育背景といったものが

● イントロダクション

反映され，患者の好みというものは案外と無視されやすい傾向にあると思われるからです。
　その点，多くのプログラムが用意されていて，患者が主体的にプログラムを選べる私たちのショートケアのスタイルでは，患者の価値観により近いプログラムが提供できるのです。

I… 理論編

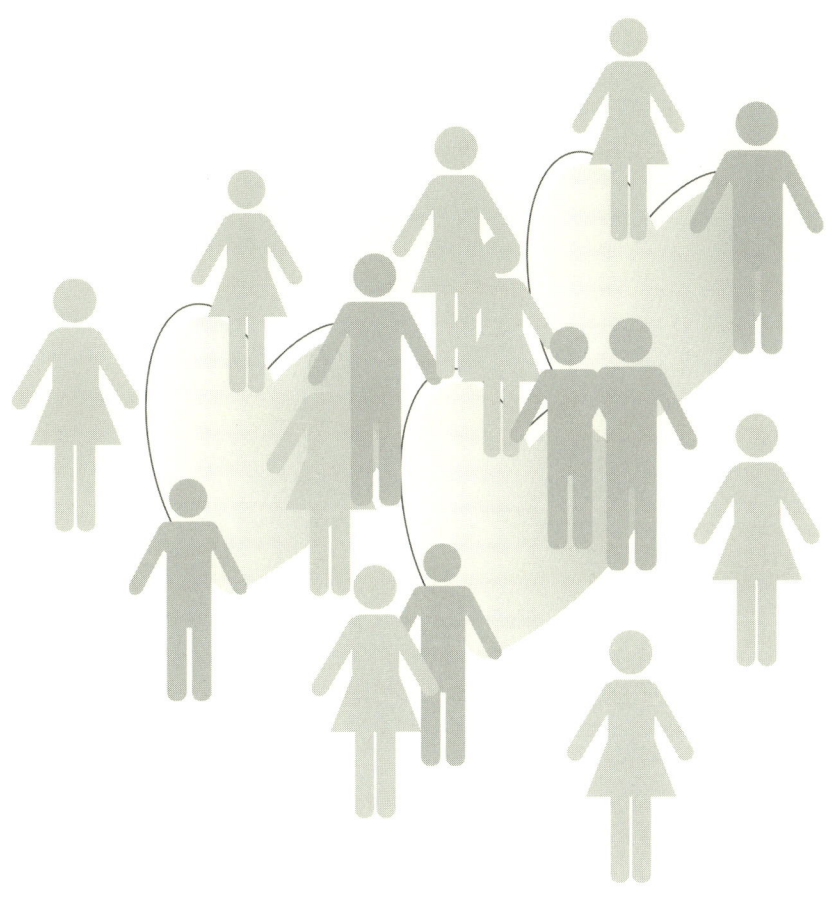

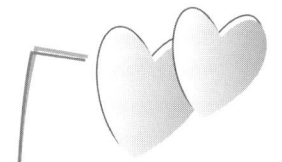

第1章 ショートケアとは

1. ショートケアとは何か,デイケアとの違い

　まず初めに,ショートケアとは何か,という説明は重要と思われますが,ショートケアとデイケアは切っても切れない関係があるため,まずデイケアの説明を行い,ショートケアは対比しながら説明を進めていきたいと思います。

　デイケアは,デイホスピタル,デイトリートメントなどと呼ばれることもありますが,在宅の慢性精神障害者に対し,外来治療では十分提供できない医学的・心理社会的治療を,週数日,かつ1日数時間以上包括的に実施する場のことです。

　厚生労働省によると,「精神障害者等に対し,昼間の一定時間(6時間程度),医師の指示及び十分な指導監督のもとに,一定の医療チーム(作業療法士,看護師,精神科ソーシャルワーカー,臨床心理技術者等)によって行われる。その内容は,集団精神療法,作業指導,レクリエーション活動,創作活動,生活指導,療養指導等であり,通常の外来診療に併用して計画的かつ定例的に行う」(厚生省大臣官房障害保健福祉部精神保健福祉課,2001)とされています。この文言からもわかるように,元々精神障害者に対するリハビリテーションの一環というものでしたが,現在は通院医療の1つという位置づけになっているのです。

　アメリカでの総称は「部分入院 partial hospitalization」であり,精神科医療

第1章・・・ショートケアとは

の枠外にあるソーシャルクラブなどとは区別されています。「部分入院」のうちデイホスピタルは，在宅ベースで診断や急性期治療などを実施する医学モデルの色彩が強いもの，デイトリートメントはリハビリテーションが中心となるもの，デイケアは慢性期の心理社会的治療や維持療法を主に行うもの，というように呼び方が分かれるようです。わが国では，総称の「部分入院」にあたる呼び方がデイケアであり，更に保健所など医療の枠外で行われるプログラムも，広くデイケアと呼ばれています。デイケアの治療対象としては慢性精神障害者，ことに統合失調症が主でしたが，近年では思春期や老年期，アルコール依存や境界例などを対象にしたデイケアも報告されるようになってきました。特定の疾患を対象としたデイケアについて検討している文献を調べてみると，統合失調症だけでなく幅広い様々な疾患名を見ることができます。ただし，いずれの報告も外来治療にて困難をきたすケースに対し入院に代わりかつ重点的である治療方法としてデイケアが検討されています。

このように，診察室での外来治療だけでは困難をきたす様々な病状に対処するためにデイケアという治療方法が検討され推し進められてきた訳ですが，その結果，デイケアは現在2つの方向への多様化が進んでいるといえます。1つは主に統合失調症のみを対象としていたところから，思春期，老年期，アルコール依存，境界例など幅広い疾患を対象とするようになってきたことです。そのような流れの中でうつ病，躁うつ病を含むうつ状態を対象としたデイケアの必要性もいわれるようになり，実施例の報告も出てくるようになったという経緯があります。

もう1つの方向は地域の拠点として機能する小規模な精神科診療所デイケアが増加してきたことにより，デイケア的な治療サービスが様々な規模で実施されるようになってきたことです。規模の多様化は実際に提供可能となるサービス内容に影響を与え，また立地条件等他の条件と併せて実際の利用者の内容（どのような疾患の患者が多く利用するか，休職中か求職中か専業主婦か学生が多いか等）にも影響を与えます。このようにデイケアを利用する利用者の多様化，デイケアを行う施設の規模の多様化，それに伴う実際のサービス内容の多様化という流れの中で出現したのがショートケアであるといえます。

Ⅰ・・・理論編

2. ショートケアとは何か

　では，ショートケアとは何でしょうか。

　ショートケアについて平成24年度医科診療報酬点数表の冊子を見てみると，精神科ショートケアとして特掲診療科（精神科専門療法）の項に掲載されており，精神科デイケア，精神科ナイトケア，精神科デイ・ナイトケアと並んで記載されています。これら4項目の説明に，精神疾患を有する者の社会生活機能の回復を目的に行う精神科専門療法であり，厚生労働大臣の定める施設基準に適合している保険医療機関に限り算定可との記載があります。更に同冊子を読み進めてみると，標準実施時間に関して，1人1日あたりショートケアでは3時間，デイケアは6時間，ナイトケアは4時間（午後4時以降開始），デイ・ナイトケアは10時間と記載されています。詳細な算定基準は別項にて詳述しますが，この医科診療報酬点数表の中の掲載内容から，次のような点を念頭に置いた活動を現在ショートケアと考えることができるといえます。

①傷病名に精神疾患がある者が対象である。
②ショートケアを行うためには，決まった施設基準，人員の基準を満たす必要がある。
③活動時間は1人1日あたり標準3時間である。

　特に②の施設基準，人員の基準が決まっているということは重要な意味があります。医療機関が行うショートケアは，必ず専門家が一定人数加わらなければならないということです。その結果，プログラムの実施も，参加者の病状を含めた状況の把握も医学的に適切に行うことが可能となるわけです。

　ただし，上記の3点だけでショートケアの説明が終わってしまっては，あまりに味気ないようにも思われます。ショートケアには診療報酬算定条件だけでは語ることのできない様々な魅力があります。その具体的な内容は段々に明らかにしていくつもりですが，まず，デイケアとの違いを考えてみたいと思います。デイケアは1日6時間ですが，ショートケアは1日約3時間という時間の中で行うプログラムです。3時間という，より短い時間であることで実施しや

すい面があるのは確かです。例えば，ショートケアを実施する側にとって実施時間が6時間よりも3時間の方が担当スタッフも実施する場所も確保しやすいという点はあります。前述したように施設基準があるということは，専門性が確保されているということでもあります。また，広さ，場所も確保されているということであります。病気のケアをするわけですから必要です。それだけではなく，通所する側にとっても様々なメリットがあります。まず挙げられるのは，3時間とより短時間のプログラムであることにより，病状がある程度重い患者であっても負担が少なく参加することが可能であり，そのため，より早い段階から導入が可能なことです。また，様々な事情を持つ患者の個々の希望に沿いやすい形態であり，患者側からも参加しやすいシステムであることも挙げられます。様々な事情とはどういうことでしょうか。ショートケアにより機能的寛解を目指す患者は例えば同じうつ病患者だとしても主婦，学生，求職者，休職者など様々な立場の人がいます。老若男女も問いません。休職者だけを考えたとしてもその復職を予定している職場は様々な仕事内容を持っていて，患者本人の職場内の立場も様々です。職場の休職制度が整っているところもあれば整っていないところもあります。このような状況の中で，日中の活動時間をすべてデイケア的治療に費やすのではなく，日中の数時間を個々の必要としている様々な活動に使いたいという希望は非常に多くみられています。それは，自己の更なる向上を図るための個人的に行いたい精神療法的ワークかもしれないし，今後の復職や求職を考えるために必要な情報収集や集めた情報の検討と今後の自己の復職や求職スケジュールの再調整かもしれません。家事や育児に使いたい場合や，育児中の女性の場合学校や保育園等から子どもが帰宅する時間が決まっているために，その時間に合わせて待機したり準備する時間が必要であるという声もありました。これらの数多くの希望は，デイケアというプログラムでは両立が不可能であり，それ故にこれらの事情を持つ沢山の患者は今まで機能的寛解を目指すためにデイケア的プログラムが必要であるにもかかわらず，そのような治療プログラムが享受されることがなかったのです。

　また主治医の側として時には他に選択肢がないためにあともう一歩が良くならないといった不全感を感じることもあるのではないかと思います。もちろん，中には長期間にわたる投薬調整を必要とする患者はいます。しかし，長期間の

I・・・理論編

投薬調整だけでなくそこに何か他の選択肢を併用することで病状が一段階良くなる患者は多いのです。その時にショートケアのようなより実施しやすいプログラムが選択できることは非常に重要です。

これまで述べてきたようなショートケアを行うことのメリットも併せて再度ショートケアとは何かということを定義してみると，先程の3点に加えて下記のようになります。

①傷病名に精神疾患がある者が対象である。
②ショートケアを行うためには，決まった施設基準，人員の基準を満たす必要がある。
③活動時間は1人1日あたり標準3時間である。
④3時間というやや短い時間で決まったプログラムを集中して行い，プログラム外の日中時間に個別のプログラムを設定することのできる，より高い自由度が保証されたリハビリテーションプログラムである。
⑤自由度が高い故にこのようなプログラムを必要とするより幅広い患者層に対して実施可能なプログラムである。

ショートケアの実像をさらに明らかにしていくためには精神医学の歴史の中におけるデイケアの歴史とその中から発生してきたショートケアの歴史を語る必要があります。また，当院におけるショートケアの特徴として，認知行動療法をはじめとする様々な精神療法や作業療法，心理教育を組み込んで構成されていることが挙げられますが，現在の構成に至った経過を説明していくためにはそれぞれのプログラムに取り入れられている精神療法等の歴史も併せて説明していく必要があると思われます。

そのため，デイケアの歴史とショートケアの歴史，デイケア，ショートケアの中で開始された復職支援，リワークの歴史，ショートケアプログラムの中で行われている各プログラムの歴史，そして，当院のショートケアプログラムが現在の構成で実施されるまでに至った経緯の順に記述していきたいと思います。

当院のショートケアという3時間のプログラムは，いきなり始めたわけではなく，より短時間で行う集団療法から始まり，その後現在の形態である3時間

のショートケアプログラムに変化させた経過があるので，その経緯も併せて記述していきます。

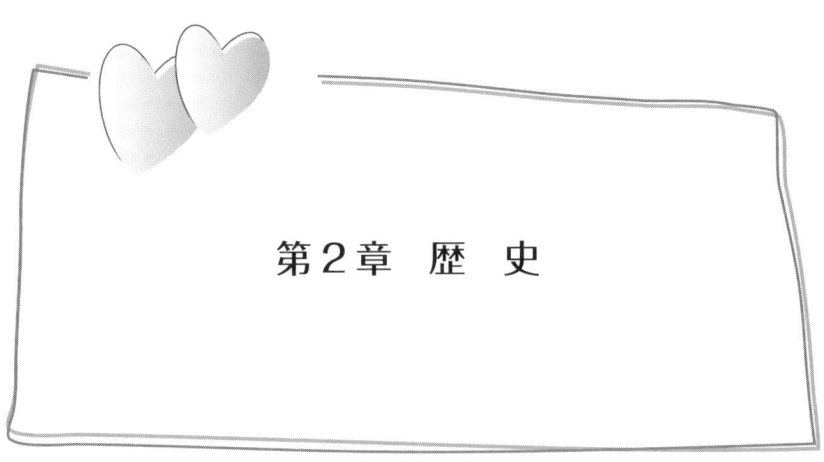

第2章 歴 史

1. デイケアの歴史

　ショートケアの歴史を考えたとき，デイケアの歴史を抜きにして語ることはできません。そのため，まずデイケアの歴史について記載したいと思います。なお，デイケアの歴史は同時に集団療法の歴史とも大きく重なってきますが，集団療法の歴史については別項に詳述します。

　デイケアの始まりは1927年のソ連にさかのぼります。この時は入院病床の不足を補うという目的で，まだ本来のデイケア活動を目的としたものではありませんでした。その後本格的に始まったのは1946年のカナダと1948年のイギリスで，これらは同時期ではありますがまったく別々に発生しました。1946年カナダのモントリオールではキャメロン（Cameron）等によって開始され，「マクギル式」ともいわれています。1948年イギリスのロンドンでビエラ（Bierer）により開始されたものは「マールボロ式」ともいわれています。当初は「デイホスピタル」という名称で，いずれも精神科病院に代わる地域の医療機関としての目的でつくられました。キャメロン等によるデイホスピタルは，狭義の精神医学的治療（インスリンショック療法，電気ショック療法等）の施行後，退院した患者のアフターケアと再発防止を目的として始まりましたが，後に救急治療，集団療法，作業療法などを統合し再編されていきました。ビエラによるデイホスピタルは入院と外来のギャップを埋めるものとして

開始されました。ビエラ自身がアドラー派の精神分析医ということもあり，デイホスピタルは精神分析的な志向を持ち，個人療法，集団療法，身体療法，作業およびレクリェーション療法，サイコドラマ療法，芸術療法（10章★2参照），ソーシャルクラブなどを包括し，民主的な雰囲気を重視し，講演・セミナー，家族グループなどの予防サービスの提供も行いました。これらとは別に，アメリカでは1948年にエール大学とメニンガークリニックでデイホスピタルが開始され，1963年のケネディ教書をきっかけとして全国に広がりました。

このようにデイホスピタルの方式は欧米で重視されました。1958年にはワシントンで「デイホスピタル」会議が開かれ，ここでモルはデイホスピタルを5型に分けています。すなわち，①総合病院に併置（モントリオール総合病院），②総合病院に独立して附属，③外来クリニックの一部（ブルックリン），④精神病院に附属（モーズレー，メニンガー・クリニック），⑤完全に独立したもの（マールボロ）の5型です。フロイデンバーグは，第3型をデイセンターと呼び，第4型をデイユニット，第5型をデイホスピタルといっています。

一方，ナイトホスピタルについては1953年，カナダのモントリオール総合病院でモル（Moll, E.）が始めたものと，イギリスではビエラが1952年に始めたものとがあります。昼間は通学・通勤させ，夜間は医療チームによりナイトケアを行う方式をとり，位置づけとしては，デイケアと同様，部分入院とされています。このように，欧米において，デイケアおよびナイトケアは入院治療に代わりうるものとして出現し，その後普及していき，地域医療の一翼を担っていました。

わが国における歴史と現状ですが，わが国で初めて精神科デイケアを実施したのは国立精神衛生研究所で1962年のことになります。まず1958年，試験的に昼間の通所治療が開始され，その後週4日体制で投薬，個人・集団精神療法，レクリエーション・作業療法，家族面接家族会などを組み合わせて行われるようになり，本格的な精神科デイケアとして正式に発足しました。他には，浅香山病院で1953年に精神科ソーシャルワーカーを中心にグループで行う作業療法，レクリエーション療法を開始しましたが，後にそれがデイケアとして続けられました。また1962年，渋川診療所で桂アグリ医師が「ひるま病室」を始めました。これは診療所としての初めてのデイケアで，規則的な日常生活をお

くることを目的としていて，日課も作られました。

　これらの試みに続いて1965年，群馬大学病院にて精神科デイケアの試みが行われ，1967年には神奈川県立精神衛生センターにてデイケア，東京都立精神衛生センターにて集団レクリエーション活動が開始されました。1968年には川崎市中原保健所および大師保健所の「ひまわりクラブ」が始まりました。1974年2月にデイケアの診療報酬が認められるようになりましたが，その後厚生省の認可施設として初めて福岡大学で開始され，次いで民間病院として初めて福間病院が同年7月に認可されました。これらの初期のデイケアは，入院外での本格的なリハビリテーションの実施を目指す中で出現してきた先駆的モデルであり，研究的な要素の強いものではありましたが，社会への啓発的な役割は果たしたといえるでしょう。

　1970年代後半から1980年代にかけて各地に精神衛生センター（現在の精神保健福祉センター）が設置されて，デイケアの実施や指導が行われるようになり，保健所にデイケアが設置されるようになっていきました。1976年，佐々木雄司らによる病院外における精神障害者社会復帰活動についての全国調査では，保健所を中心にデイケアの数が急速に増加していることが示されています。その後の調査でも852保健所のうちの712か所，さらに1993年には806か所でデイケアが行われており，地域ケアの基本形態として広まりました。1982年吉本静志らによる長崎県デイケア研究協議会の発足に際して行われた全国アンケート調査の結果では，民間病院が実施するデイケアが相変わらず伸び悩んでいる実態が浮き彫りとなり，同時に開催日数が週1回である所が主流となっているといった質的な問題点も認識されました。この頃は，公的機関によるデイサービスが積極的に展開されていましたが，それは地域におけるケアサービスのシステムがまだ十分な発展を遂げていない中で，必要に迫られて公的機関によるデイサービスが積極的に展開された時代といえるでしょう。

　1980年代半ばから，厚生省はデイケアを「長期在院患者の退院促進を目的に，自立するまでの中間的位置づけ」として，政策誘導として社会保険診療報酬による経済的裏づけを整えました。1988年には小規模デイケアが診療報酬点数化されたことにより，更に診療所によるデイケアも増え，その後様々な民間施設でデイケアとして認可されるものが増えていきました。1992年度の厚生統

計協会の資料によれば，精神科デイケアないしナイトケア設備を有し，厚生省による認可施設は，全国で265か所と報告されています。1995年には，精神科外来通院の自己負担が5%に軽減されたことも加わり，デイケアの数は更に増えました。実際の利用者は，1997年6月分の厚生統計協会「社会医療診療行為別調査報告」によれば，診療報酬請求件数はデイケア109,968件，ナイトケア2,753件，デイ・ナイトケア10,613件となっていて，仮に1か月の利用回数を1人あたり10回と仮定すると，デイケアは全国で約1万人が利用していることになります。一方，ナイトケアの利用者はかなり少数となります。以上のように，認可施設数は順調に増加しているものの，全国的には厚生省の意図したデイケア増設による精神科病床数減少効果は必ずしも明確ではないようです。ここ数年病床数減少傾向はみられるもののデイケア施設は地域による偏在があるため，施設数と病床数の減少に相関関係があるかどうかについては改めて検討する必要はあるでしょう。

一方，わが国におけるナイトケアは，1960年代に単科精神科病院に導入され，地域リハビリテーションの整備が遅れた中で急速に広まりました。その多くは入院患者の「外勤作業」という形態をとり制度的枠組みを持たないまま運営されてきました。その後，入所型の社会復帰施設やグループホームが制度化されるとともに「夜間生活訓練」の一部は居住プログラムとして医療機関から分離されることとなりました。現在のいわゆる「精神科ナイトケア」は，地域に生活基盤を持つ方を対象としてデイケアと同じような枠組みで実施されているため，「イブニングケア」とみなすことが適当ではないかと思われます。デイケアと異なるのは，就労などでデイケアに参加できない方や単身生活者に夕食を含めた援助が可能な点です。

2．ショートケアの歴史

前述のように，デイケアはわが国では入院外での本格的なリハビリテーションシステムの形を追求していく中で出現し，その後の政府の方針もあって発展してきた歴史があります。デイケア等の施設数と利用実人員数は，平成21年厚生労働省「今後の精神保健医療福祉のあり方等に関する研究会」の資料によ

Ⅰ・・・理論編

ると平成10年から平成18年にかけて施設数は721から1,337施設（精神科病院と精神科診療所併せて），平成13年から平成18年にかけての利用実人員は49,642人から58,552人（各年6月1か月間）とともに増加していることがわかります。デイケアの重要性についての社会の認識も深まり，実施施設，利用人数ともに増加していく中で，第1章で述べたようにデイケア的な治療を要する対象疾患がより幅広いものとなり，治療の対象にする病状レベルも日中の居場所の確保というところから通常勤務という形で仕事へ復職を目指すという目的まで非常に多様なものに変化してきました。また小規模デイケアが診療報酬点数化された頃より実施施設も様々な規模のものが出現してきています。このような時代の流れの中で，患者の症状やニーズに応じた機能の強化や分化を図ることを目的にして平成18年にショートケアが診療報酬点数化されることとなり，本格的に開始されることとなりました。先程の資料（平成21年厚生労働省「今後の精神保健医療福祉のあり方等に関する研究会」）によると，ショートケアが診療報酬点数化された平成18年6月のショートケア施設数は399（病院321，診療所78），利用実人員は6月1か月間で4,590人となっていて，利用実人員を施設数で割ると一施設当たり1か月平均11.5人が利用している計算となります。デイケアと比較すると同年同月のデイケア利用者数の12分の1となり，開始初年度ということもありますが活用割合はまだ少ない状況です。

　まだ開始して間もないショートケアシステムではありますが，他のデイケア等のプログラムとは異なる様々な利点があります。例えば，通常勤務という形での復職を目前にしているような病状では活動がゆっくりとしたペースである長時間のプログラムはふさわしくない場合もあります。当院での調査では，集団的治療法に意義を感じてはいるものの，同時に個人でも自己の向上を目的としたスケジュールを併せて行いたいという希望や，集団的治療法も受けつつ，復職予定の職場の仕事内容に合わせた個人的な活動を同時に行いたいという患者の希望がたくさんみられています。社会生活機能がある程度改善してきたうつ病患者などでは，復職のため更なる機能的寛解を目指す場合，より負荷が大きく効果も高い治療スケジュールを遂行したり，患者個々の心の内面の課題を追求できるような自由度の高い治療プログラムを受けたりすることが必要とな

ります。こういったニーズに対して,それぞれ単独でも治療効果がみられる様々な精神療法や心理教育を集団的治療プログラムの中に組み入れ,同時にショートケアというスタイルにより個人個人の活動の自由度も保証できる形態をとったのが当院が行う戦略的ショートケアであるといえます。

集団精神療法と異なることでの利点は,3時間というある程度長時間の集中力,持続力を必要とするような負荷をかけることで精神的,身体的リハビリテーションを推し進めていることです。なお,様々な精神療法を同時に行うことで患者が混乱するのではないかという意見があるかもしれません。しかし,当院が患者に対して行った調査では,例えば認知行動療法と森田療法(10章★8参照)という異なった精神療法を受けることで,双方の考え方の違いを対比しながらより鮮明に理解できるようになったり,時と場合に応じて自分の中で参考にする考えを使い分けることができるなど,複数の精神療法を受けることに賛成する意見が多数みられるという興味深い結果が出ています。

3. 復職支援,リワークの歴史

第1章でも述べたように,デイケアやショートケアは診察室の中での外来治療だけでは困難をきたす様々な病状に対処するための治療方法として推し進められてきた結果,近年,統合失調症にとどまらず幅広い疾患を対象とするようになってきていますが,そのような時代の流れの中で期待される役割もより幅広いものになってきています。その1つの重要な例が,休職者が復職するためのリハビリテーションを行うリワークプログラムの実施場所として活用するケースが出現し,増加していることです。これは,対象疾患が幅広いものとなることで,対象者の社会生活機能の状況も幅広いものとなり,そのためこれまで毎日の生活の居場所や社会生活訓練の場として機能してきたところを,精神科的疾病によりそれまで勤務していた職場を休職した患者が復職するための病状改善を図る治療方法の1つとして,また同時に集団精神療法の実践の場として,活用することの可能性に注目が集まったためといえます。ここでリワークプログラムの実施の歴史を少し述べることにします。

リワークプログラムの歴史は1997年11月にNTT東日本関東病院で作業療

法による「Rework Assist Program」が行われたことにさかのぼります。2003年には，同院にて外来集団精神療法による認知療法も行われています。同じ時期の2003年6月から12月まで，神田東クリニックで初めてうつ病患者のみの集団療法が行われました。その後，2005年にメディカルケア虎ノ門にて初めてデイケアによる復職支援プログラムが実施され，これらの実践が現在まで続いています。

このような流れがある中で，病状の改善に伴い社会生活機能が大方改善してきた患者が復職のために必要となる更なる機能的寛解を目指し，患者が自分自身の状態を更に高めるためにここにアクションを工夫できるような自由度の高い生活内容を確保しつつ，機能的寛解に向けた効果的な集団精神療法実施と生活リズムの維持や集中力・持続力等の更なる改善といった効果のあるスケジュールも受けることを考え合わせた結果が，ショートケアによるリワークプログラムの実施といえます。ショートケアというおよそ3時間のプログラムの中で様々な集団精神療法を受けることにより，集団精神療法の効果，やや長い時間を決まった場で過ごすことで得られる生活リズムの維持，持続力の向上という効果を狙うと同時に3時間でプログラムが終了するため，その後の時間を自分自身が必要とする行動のために使うことができるという様々なメリットが得られます。これが，私たちがショートケアでのリワークプログラムの実施を選択した理由の1つです。

4. 集団精神療法の歴史

集団精神療法の歴史は，1700年代後半までさかのぼります。近代精神医学の創始者ともいわれるピネル（Pinel）は1793年ビセートル救済院の医長に任じられましたが，鎖などで拘束され犯罪人と同じ扱いを受ける精神病者の処遇は不当なものと考え精神病者に医学的治療を行うことや鎖から解放することといった処遇の改善に尽力を注ぎました。その弟子エスキロール（Esquirol）も同じく精神病者の処遇改善を目指し1838年の法律の制定に関わることとなりました。

フランスでこのような近代精神医学の大きな動きがあった頃，イギリスのヨ

ークという所で紅茶の商人であったウィリアム・テューク（Tuke）が中心となり，レトリートと呼ばれる病院を開きました。これは医学モデルではなく人類愛に基づいて精神障害者の回復を手伝うといったことを目的としていましたが，退院率が非常に良かったという記録が残っています。ここでは脅威によるものや鎖による抑制や抑圧，瀉血（しゃけつ），その他の残酷な処遇はまったくなく，患者の理性に訴えるという方法をとっていました。後にアメリカの学者により，患者をあたかも精神的に健康な人々であるかのように処遇したということがここでの治療が成功した因子の1つであると分析されています。これは後に社会療法と呼ばれています。この時の治療内容はお茶会，馬車に乗っての遠足，あるいは講演を聴く（現在の心理教育プログラムにあたると思われます），といったものでありましたが，そこでは更に組織化された集団生活，遊びや仕事等活動のある場所を与えること，生活自体に意味のあることをしたり，何か生産することが奨励されたといわれています。ただし，集団での組織的行動が奨励されるものの，まだ集団精神療法が出現することはありませんでした。当時この治療内容は道徳療法と呼ばれ，道徳療法という言葉はその後の19世紀に流行しましたが，1900年代に入り，イギリスでは急速に衰えていき，大病院は収容所的な病院に代わっていきました。

　集団を対象とした治療は，イギリスでは再び1930年代終わり頃から実施されるようになりました。主に陸軍の病院で，非常に少ない医師が非常に多い数の患者をどうやって治療したらいいかという実践の中で，集団を活用しなくてはならないと様々な工夫がなされ，その結果が集団療法という形になっていきました。日本でも同様の状況があり，精神科医が出征してしまったところへ精神科の患者が前線から戻ってきて治療を受けねばならないということがありましたが，それは集団精神療法の形にはなることがありませんでした。

　マクセル・ジョーンズ（Jones）は当初患者たちを講堂に集めて講演を行い，高血圧の成り立ちや，動悸や血圧などの生理学的な説明を行っていたところを，次第に患者たちが自由に話ができるような場を提供する形式に変えていき，このようなスタイルの出現が集団精神療法の始まりとなりました。同じようなことがいくつかの病院で独自に体験されており，フークス（Hooks）も別な病院で同じような方法の治療を同じような時期に始めています。

Ⅰ・・・理論編

　集団療法の発生の歴史を考えると，限られた人員などの制約がある中では，集団で治療を行うという発想は案外と自然な発想かもしれません。

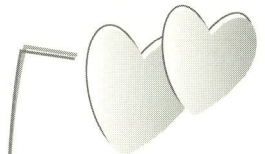

第3章　精神科臨床における
　　　　　ショートケアの位置づけ

1. ショートケアを行う意義

　今日，精神科医療の世界では薬物療法が全盛です。確かに薬物療法の進歩による大きな恩恵はあります。しかしなかには症状が改善しないと次々と新たな薬物を追加され多量の薬物を服用し，十分な改善に至らずに当院に来院される人もいます。そういった患者に本当に必要なことがちょっとした生活面のアドバイスであったり，上司と上手くやるコツ，息の抜きほうであったりすることもあります。若い世代の精神科医は薬物療法の勉強に手いっぱいで患者へのアドバイスを苦手としている人が多い印象があります。そのような中でショートケアは，外来診療では十分に拾いきれない生活指導，精神療法的な気づきを患者に与えているのです。

　ショートケアは様々なメリットをもたらしてくれます。以下に列挙します。

①プログラム自体が病気に対する効果を持つ
②十分に時間をかけた精神療法ができる
③短時間のショートケアは診療所で実施しやすい形態である
④短時間のプログラムならではのメリットがある
⑤就労を目的としていなくても実施できる
⑥ショートケアが午前中に行われることで体内リズムが整えられる

Ⅰ・・・理論編

⑦心理教育を行うことで服薬のアドヒアランスが向上する
⑧復職支援目的での詳細な情報提供を行いやすい
⑨症状の悪化に対し早期介入が可能である
⑩気分障害の鑑別ができる
⑪その他の疾患の鑑別ができる
⑫症状の増悪度，または回復度が把握できる
⑬ヤーロム（Yalom, 1955）の11の治療因子にある集団の効果がもたらされる

⑨症状の悪化に対し早期介入が可能である，⑩気分障害の鑑別におけるショートケアの意義，⑪鑑別診断ができる，⑫病状の増悪度，または回復度の把握ができる，⑬ヤーロムの11の治療因子にある集団の効果がもたらされることについては3章2.で詳述します。

（1）プログラム自体が病気に対する効果を持つ

　各プログラムは，エビデンスレベルでも証明されているプログラムが多く採用されております。プログラム自体に病気の治療効果があります。例えば，認知行動療法や森田療法などは，薬物療法の効果が見られにくいタイプのうつ病に効果があります。いわゆる新型うつ病といわれている病態では，様々な書籍で薬物療法の効果が出にくいことから，精神療法などの非薬物療法を推奨しております。また軽症うつ病に対する薬物療法は賛否両論があります。国内外のうつ病の主要な治療ガイドラインでファーストチョイスとされている薬剤で，軽症うつ病に統計的有意差を持って改善した研究報告のある抗うつ薬は，現在のところ国内で1種類しかありません。外来で遭遇することの多い軽症うつ病の場合，薬物療法を行わない選択をした場合には，精神療法やストレスマネジメントをはじめとした非薬物療法を行うことになります。そういった点からも非薬物療法の選択肢は多いほど良いと思います。ストレスマネジメントや自律訓練法，筋弛緩訓練法などのプログラムは，日常生活上のストレス反応の低減に大変役立っています。心理教育のプログラムによる学習は，再発予防の一端を担っています。こういったプログラムでの治療の効果については，診察場面

第3章・・・精神科臨床におけるショートケアの位置づけ

でも確認できます（各プログラムで実証されている効果については，本書の続刊を企画しており，そちらで詳述します）。

　最近の傾向として，薬物療法にしても，精神療法にしても，インターネットの普及などにより，患者や患者の家族が得られる情報は非常に多くなってきています。それにより，患者のほうから「精神療法についてはぜひ○○療法を受けたい」と希望するようなケースも増えつつあるように思います。このような観点から，多くのプログラムを提供できる環境にあることで，精神療法などの非薬物療法について患者が受けたい治療法を自分で選ぶような，より患者主体の精神療法を実施することが可能になり，患者のニーズにも応えることができるというメリットがあります。精神療法に関しては，概して治療者の価値観が反映されがちかと思いますが，このようなショートケアの形態であれば患者の価値観を取り入れたり治療選択の幅を広げるための助けたりとなり得るのではないでしょうか。

（2）十分に時間をかけた精神療法ができる

　疾患を治療していくために薬物療法，精神療法，心理教育などが必要となるのですが，どのような配分が望ましいかは個人個人で異なります。より長い時間をかけて心理教育やストレス対処法，リラクセーション法などを行ったほうが良い場合もあれば，認知行動療法など体系的な精神療法を行ったほうが良い場合もあります。患者の希望もあるでしょう。外来診察を行っていると，もう少し時間をかけて心理教育や体系的な精神療法を行いたいと思うケースもあります。もしそのようなケースが同じ日に10人いたとしたら，ショートケアのような集団の枠組みなしにやりたいことを行うのは難しいのではないでしょうか。

　例えば，2，3時間かけてじっくりとストレスマネジメントやリラクセーション法，心理教育を行いたい患者が3人いた場合，個人対応では9時間過ぎてしまいます。ショートケアでこのようなプログラムを盛り込めば，時間をかけても確実に伝えたい内容が参加者全員に伝えることが可能になります。ショートケアで心理教育を行うことにより，患者の服薬アドヒアランスが向上し，不安時の対処能力が上がり結果として内服薬の減量が可能になるなど，確実に

Ⅰ・・・理論編

外来診察にも良い影響を与えます。

　当院のショートケアを利用する方には特定のプログラムを受けたいという希望者もおります。薬物療法と認知行動療法の併用，薬物療法と森田療法の併用，あるいは薬物療法なしで精神療法のみといった具合に個人個人の状況に合わせた多くの組み合わせプログラムを提供しております。

（3）短時間のショートケアは診療所で実施しやすい形態である

　デイケア等の人員基準を見てみると，小規模ショートケアは精神科医師1人の他に看護師，作業療法士，臨床心理技術者，精神保健福祉士のいずれか1人（専従）となっており，2人いれば開始することができます。ショートケアを行おうとしている診療所では，医師は確実に1人はいるわけですから，そういった点では医師以外の専門職のスタッフが1人いればできるわけです。デイケアは看護師をはじめ人員の確保が必要となります。大きな病院，規模の大きな診療所でないとなかなか大変です。

　短時間ということで，患者も都合をつけて参加しやすいというメリットもあります。1日かかるとなると，じゃあやめておこうかという反応がみられることもありますが，午前中だけとなると，じゃあ午後に予定があっても参加できそうという意見は聞かれます。逆に，午後であれば参加できますという人もいますが，当院では，今のところ午前のみで行っております。

　なお，当院における調査では，ショートケア参加者のうつ病の復職率，再発率，その後の予後は一般的なデイケアにおいて最近行われているリワークの参加者によるデータとほぼ同等か，むしろ同等以上となっています。このことを考えても，ショートケアによるリワークは今後が非常に期待できるシステムといえるでしょう。

　時間的な拘束が少ないメリットはとても大きいものです。真面目な方が，うつ病になる人には多いので，そういった場合，ストレス解消法を身につけてもらうことも必要です。リワーク施設では，通常，ストレスマネジメントについての講座はあったりしますが，実際，ストレス解消法を実践してもらう時間も必要です。必要なことは病院でやりますが，あとは病院外でできるのです。

　集団治療にやっと合わせることができるようになる時期から，復職支援プロ

グラムを始めるわけですが，治療に費やす時間をあまり大きくすると，ストレス解消法を実践したり，あるいは，休みの間にストレス解消法を身につける時間が少なくなってしまうのです。

リワーク目的のショートケア利用者に対しては，復職支援というのが大きな目的ではありますが，参加者全員が同じ職場，同じ職種であるわけではありません。それぞれ違った職場，職務内容に復帰していくのですから，職場復帰するために必要な準備は各々違ってくるはずです。ショートケアの短時間であるプログラムは，残りの半日を個人の事情に合わせて自由にプログラムを組めることで，より患者にそった復職プログラムを実施することを可能にしているのです。

（4）短時間のプログラムならではのメリットがある

短時間であると，それだけ対人トラブルが少なくなります。これにはいろいろな理由が考えられますが，短時間であることで皆がプログラムの内容により集中することや，保護的な環境に長時間いることで生じるような慣れ，甘えや退行が起きにくいことなどがまず挙げられます。

集団精神療法の考え方として，患者間でプログラム中にトラブルがあった時の介入が治療的意味を持つというものもありますが，当院では，ショートケア中のトラブルについては初期の時点で適宜介入，またはプログラムを終了し，患者の状況を外来診察治療に応用していくやり方を行っています。とはいってもプログラム中のトラブルはめったに生じることがなく，起きた時も小さなものであり，その後の悪影響は特段認められません。病状を原因としたトラブルの場合は，例えば双極性障害の躁状態であれば服薬調整が必要となる場合もありますが，早期の対応にて結果的に病状の悪化を防ぐことにもつながります。心理的な葛藤状況の時はそのことをカウンセリングにて扱っていくこととなります。

当院ではプログラムの内容に期待して参加する患者が多いため，対人トラブルが少ないことは重要です。対人トラブルによるストレスがないことで，より純粋なプログラムの効果を得ることが可能であると思われます。

Ⅰ・・・理論編

（5）就労を目的としていなくても実施できる

これは大事なことであると思います。うつ病のデイケア，ショートケアというと，どうしても，近年盛んに言われているリワークがまず挙がってくることでしょう。しかし，ショートケアによる社会機能の回復を求めている患者は復職目前の患者だけではありません。その点については，ショートケアが就労目的でなくても利用できることが大変なメリットとなります。

就労移行支援事業所や，障害者職業センターなどと比較した場合，前者は就労を目的としており，後者は原則休職中であることが前提となっています。デイケア，ショートケアの場合はそういった制約はありません。休職中の患者だけではなくあらゆる人に開かれているのが特徴といえます（詳細はＱ＆Ａ）。

（6）ショートケアが午前中に行われることでリズムができる

病気の性質上，午前中に病院にくるというのは，リズムを作るうえで役立ちます。生活の基本的なリズムを作るのに，①朝日を浴びる，②朝食を食べる，③午前中外出する，という3つのことは重要であるからです。

長期休養を取っているだけでも規則正しい生活リズムを維持しにくくなるということもあります。自分の意志だけでは困難な場合もあります。患者ではなくても，例えば学生でも，長い休みになるととたんに昼頃まで寝てしまい，リズムが崩れる場合があります。社会リズムを維持するものがないと体内時計の維持は案外大変なのです。健常者でも社会リズムを維持するための何らかの目的が重要なのですから，ましてや休養中の患者が社会リズムを維持するためのスケジュールを持つことは非常に重要でしょう。そのような理由でも集団という枠組みは有効です。他の人も出かけてきているから自分も出かけよう，こういった自分を後押ししてくれる雰囲気がプラスに作用することもよくみられるからです。

午前中に行われるショートケアに通うことによって，睡眠のリズムが取り戻せていきます。まずショートケアに参加するためには朝起きなければなりません。そして朝から決まった時間に外に出かけることになり，午前中の光を浴びることができます。

午前中で終了するプログラムにより，午後の時間を有効に使うことができま

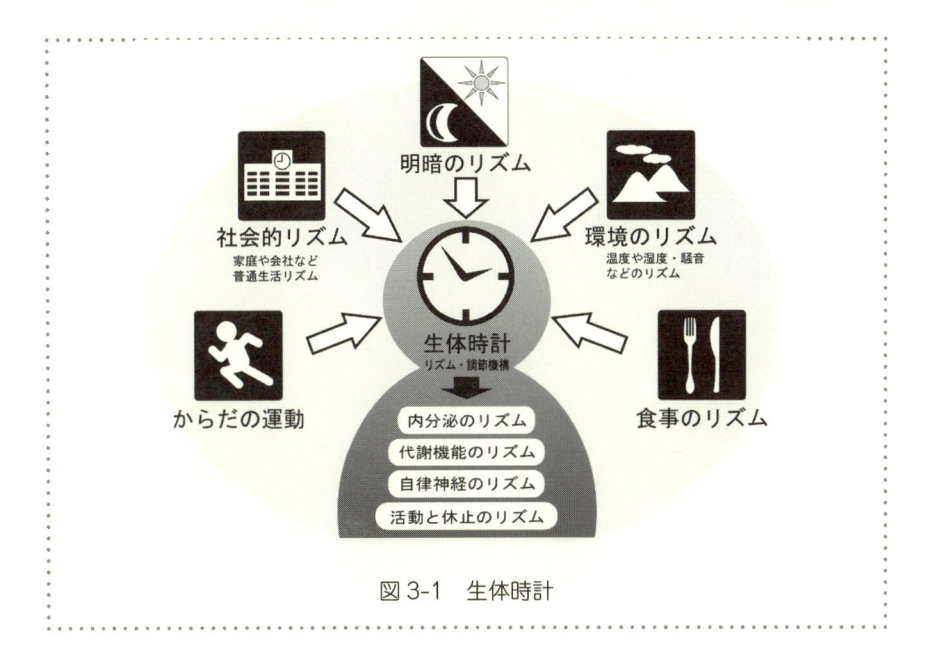

第3章・・・精神科臨床におけるショートケアの位置づけ

図3-1　生体時計

す。例えば体力作りのための運動，または自然体験，復職後に必要となる専門的なスキルを身につけるための時間に使ったり，求職者であれば就職活動に充てたりと様々な内容が考えられます。社会リズムの回復のための活動時間はショートケアの基準である3時間で大丈夫であると考えられます。週に4，5回半日単位の朝からの外出により社会リズムを取り戻すことができると言われています。

　午前中に外出する場所は何も病院でなくてもと思われる方もいると思いますが，例えば，日頃仕事ばかりやってきた人が，病気になって活動力が落ちてしまい，その後回復していく過程でリハビリをやろうと思っても案外思いつく外出先は少ないのです。まず図書館は思いつくかもしれません。地域ごとの状況や個々のケースの事情によっても大分違いはあるとは思いますが，自宅で生活リズムを整えるためのリハビリテーションスケジュールを考えた場合，適当な施設がなかなか見つからない場合は多いのです。図書館が地域にない場合もあるし，適当な施設や集会イベントなどがあったとしても事情により参加したくないという場合もあります。午前中散歩を勧めても，人目を気にして実行でき

Ⅰ・・・理論編

ない場合もあります。リハビリテーションを行う場合，周囲の環境はとても重要です。自宅で復職するためのプログラムを実行していく場合，病状を理解してくれるような同じ病気を持つ仲間はなかなか出会えないですし，ケースによっては家族からも理解してもらえず孤立することもあります。そのため，病院で行う午前中の集団プログラムは非常に有用なのです。

また，ショートケアへ参加するために歩くことになりますが，これが運動となります。歩くことも運動のうちです。運動は苦手という人に対して，まず歩いてみましょうと指導することがありますが，ショートケアへの参加を勧めれば運動は気が進まないという方でも気がつけば歩き始めていることにつながるのです。

（7）心理教育を行うことで服薬のアドヒアランスが向上する

服薬のアドヒアランスを向上させるために心理教育を行うことはとても大切です。特にうつ病，双極性障害，統合失調症では薬物療法は重要な位置を占めます。薬物療法の意義や目的，効果，副作用など様々な情報は外来診療の中で伝えているわけですが，ショートケアの枠を使って心理教育を行うことは，新たな手段として重要であると考えています。例えば，同じ疾患の他の患者と服薬の意義や副作用について共有できることで服薬アドヒアランスの更なる向上を望むことができます。再発要因として服薬の自己中断があるため，患者が服薬の意義を自覚することは再発予防につながります。

心理教育は，薬に関する内容の他にもさまざまなプログラムがあります。例えばうつ病，双極性障害，パニック障害についてといった病気に関するプログラムもあれば，再発予防に役立つ工夫といったプログラムから，睡眠，またアルコールについてのプログラムもあり，内容は多岐にわたります。それらについては，本書の続刊（企画中）で詳述いたします。

（8）復職支援目的での詳細な情報提供を行いやすい

最近は，患者の復職にあたり，企業側でも回復の度合いを詳細に把握することを希望するところもあります。症状の回復度合いを評価する際，①精神症状の回復の度合い，②身体的症状の回復の度合いの2点を評価することが大切ですが，患者に対する詳細な聞き取りや詳しい診察により，情報提供のためにこ

れらの病状を正確に評価することは，日々の外来診察の中では結構大変な場合もあります。ショートケアの参加状況の観察により，外来診察だけではカバーできない患者の社会生活機能の回復度を把握することが可能となります。それにより復職支援目的の情報提供が行いやすくなりますし，またショートケアの参加状況という客観的なデータを基に説明することが可能となるため，結果的に患者本人，企業側の満足度が高くなることもメリットとして挙げられます。

2. クリニックに通院する患者の特徴

無床診療所であっても，通院する患者の疾患を調べると統合失調症，気分障害圏，不安障害圏，発達障害，認知症など幅広いことがわかります。疾患の配分をみると，当院は軽症から中等症のうつ病や双極性障害を中心とした気分障害圏，不安障害圏，ADHDなどの軽度発達障害，統合失調症などが多くみら

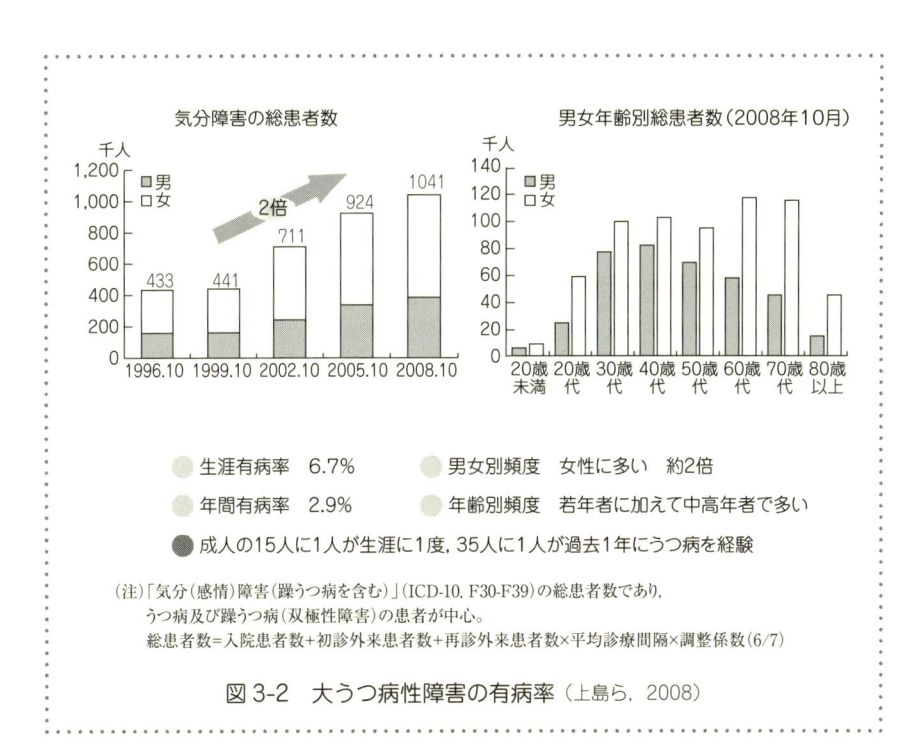

図3-2　大うつ病性障害の有病率（上島ら，2008）

- 生涯有病率　6.7%
- 年間有病率　2.9%
- 男女別頻度　女性に多い　約2倍
- 年齢別頻度　若年者に加えて中高年者で多い
- 成人の15人に1人が生涯に1度，35人に1人が過去1年にうつ病を経験

(注)「気分(感情)障害(躁うつ病を含む)」(ICD-10, F30-F39)の総患者数であり，うつ病及び躁うつ病(双極性障害)の患者が中心。
総患者数＝入院患者数＋初診外来患者数＋再診外来患者数×平均診療間隔×調整係数(6/7)

れます。当院の立地をイントロダクションにて述べましたがオフィスが多い静岡市の中心部，また駅が近く交通の便が良いということもあり，会社帰りの受診者をはじめとして様々な人が来院されるという特徴もこの結果に反映していると思われます。ただし，気分障害圏や不安障害圏が多いというのは他の診療所でもみられる特徴であるとも聞いています。

　通院するうつ病の患者の病状をもう少し説明してみます（表3-1）と，従来型，すなわち木村笠原分類でいうⅠ型の自責感を主としたうつ病ではない患者も多いのです。

　いわゆる笠原の軽症慢性型，樽見と神庭によるディスチミア親和型うつ病，松波が報告する現代型うつ病の特徴を持つ者です。最近，「新型」，「現代型」という言われ方をするうつ病はかなりみられています。新型うつ病，現代型うつ病などと呼ばれるような病態のうつ病についての様々な報告では，薬物療法があまり効かなく，その効果が限定的であること，充分な精神療法が必要であることなどがいわれています。更に薬物療法でもうつ病のタイプにより気分安定薬の使用を考えるべきであるといった意見もあり，薬物療法に対する意見も様々にあります。このようなケースでは，集団で行う精神療法が有効である場合があります。

　次に軽症から中等症のうつ病患者についてですが，軽症から中等症とはいっても，生活への支障度は結構甚大です。精神科病院への入院を要する程ではなく，自ら通院することが可能である病状のレベルではありますが，休職者数は実際にはかなり多く，30％存在するとの報告もあります。なかには，診断書を書き充分な休職期間を取った後に復職しても再び休職するケースもあります。そういった場合は寛解状態の維持と再発予防を目指す専門的な精神療法が非常に重要になります。また，どうして調子が悪くなったのか十分な振り返りを行うことが必要である人がいます。近年，産業メンタルヘルスの分野でも休職者の振り返りを重視する所が増えてきていますが，振り返りは本来医療機関で行うものだと考えております。振り返りによる病状増悪時に治療が必要となるからです。もちろん社内で行った場合でも有効であるケースも多々あるでしょう。しかし中には会社で行った場合に会社に都合の悪い発言をしてしまうと復職できないのではないかと思う人もいるようなので，なかなか難しい側面がありま

第3章・・・精神科臨床におけるショートケアの位置づけ

表 3-1 うつ状態分類法（神田橋ら，2010）

項目 類型	病像	亜型	病前性格	発病状況	治療への反応	経過	年齢	体型	生活史	家庭像	仮称	従来の診断名との関係
I型	精神症状と身体症状の双方を伴奏する典型的うつ病像をしばしば伴い、かつ、症状は確固たるものであり、多くの例において画一的である	I-1：単相うつ病 I-2：軽躁（あるいは躁） I-3：持続的軽躁病での二次的混入 I-4：非定型精神病像の混入	メランコリー親和型性格（テレンバッハ）、執着気質（下田、平沢）	特有の状況変化（昇進や転動）、家族成員への負担など（重たってニューロレプチクの併用を要することも）人間関係の移行あるいは愛着する事物の喪失など	治療意欲高度。抗うつ剤によく反応。精神療法は支持的療法にて十分	概して良好。ぶり返しーの一定の期間3ヶ月から6ヶ月を要して治癒。反復傾向はI型より少ないが亜型I-3は遷延することも多い	中年から初老期に多い。ただし20代、30代にも稀ならず	どちらかというと細長型	発病前の社会適応良好。反面、経済的支柱になっていることや身体的負担を持つことに多い	原則として患者自身が経済的支柱になっている内の家族、精神的支柱になっていることも多い	メランコリー性格型うつ病	内因うつ病 反応うつ病 心因性うつ病 神経症性うつ病 抑うつ（退行期）うつ病 更年期、非定型精神病
II型	I型に準じるが、個別の症状にはI型と顕著な症状のみのバラエティに乏しく、画一性にも乏しい	II-1：躁とうつの規則的反復 II-2：主としてうつ相のみの反復 II-3：主として躁病相の反復 II-4：躁うつの混合状態	循環性格（クレッチマー）	I型とほぼ同じだが、より狭く、生物学的条件に関係するもの多い（季節、月経、出産）	概してI型に比して反応にはI型ほどよくない	I型ほど良好ではなく、反復傾向はI型より高い	初発は若年期に比較的多く、晩発は少ない	肥満型多し	インターパーソナルにおいては社会通念にほどとらわれない	家庭内に権威的人物を持つことが多い。伝統志向の強い家庭	躁うつ病	循環性うつ病 循環気質 非定型精神病
III型	I型の症状のいくつかの症状に欠けるもの、反面、対人関係に病的態度の混乱あり	III-1：一過性精神病レベルに達するもの、その他の神経症症状を発現もの含む III-2：抑うつ状態と神経症症状を呈し、その他の神経症症状の混入の少ないもの	未熟質、過去依存し扶養されながらの配慮が少ない	過大な責任性、対人関係の脆弱性からな抑うつ、対人機関等、成熟危機	抗うつ剤による反応は弱くほとんど無効。しかし、本格的精神療法を要す	慢性化遷延化の傾向	一つのピークは10代後半から20代、40代、50代	特徴なし	既にうつ病発症前からに深刻な性格傾向的遅延を示す	特徴なし	未熟反応型うつ病	神経症性うつ病 抑うつ神経症 反応性うつ病 心因反応 更年期（退行期）うつ病 Claiming depression Hysterodepression
IV型	うつ病の非典型性、アウティング・アウト、自己イデンティティ拡散、無気力が目立つ。これもうつ病相の現れ（いわゆるの傾向あり）	IV-1：うつ病相のみ IV-2：躁病像をもあわせ持つもの	分裂質	個別化の危機（恋愛、性体験、孤立、自立、旅行、受験など）	抗うつ剤にも根本的にないが、一時的な改善、しばしば精神療法を必要とすることしばしば困難	早期の発病を発見する	少年期、青春期前期に著明に自己同一性拡散、デンティティをめぐり困難を呈すること多い	細長型後期	分裂病の家族内研究としても特徴があるられる場合多し	偽躁病分裂病	Student apathy 場所分裂 慢性軽症分裂
V型	悲哀体験への反応としてのうつ状態	V-1：正常悲哀反応 V-2：異常悲哀反応 V-3：精神病レベルに該当するもの	特徴なし	悲哀体験	抗うつ薬無効	一過性。ただしV-2は遷延多し	着春期以降	特徴なし	特徴なし	特徴なし	悲哀反応	神経症性うつ病 抑うつ神経症 反応性うつ病 心因反応
VI型	その他のうつ状態、症状の非特異性、多様性、他症状の併存	VI-1：明らかな身体的基盤を持ったうつ病症（症状性・器質性） VI-2：老年性あるいは基盤に推定されるもの VI-3：若年のうつ状態 VI-4：その他	［病前性格・発病状況・病像・経過］をセットとするこの分類の視点からはとらえられないうつ状態をまとめたもの								その他のうつ状態	神経症性うつ病 症候性うつ病 医療因性うつ病 老うつ病 脳動脈硬化性うつ病 若年うつ病 Ictal depression

27

I・・・理論編

す。

　社会生活機能が軽症から中等症の病状の患者は入院を要せず，1人で通院することが可能な状態であり，自宅での生活は外出や身の回りのことをこなすのがある程度可能な状態です。他人が見ると一見普通に生活しているように見えてしまうかもしれません。しかし仕事を行った時の負荷は更に大きいため，仕事による負荷で支障をきたしてしまう患者は結構多いのです。勤務している人だけではありません。主婦の場合は家事に大きな支障をきたします。うつ病は軽症であっても苦痛は大きいのです。こういった人たちは，時にはとても辛い立場に立たされます。「外出できるじゃない，なのに何で仕事はできないの？」「テレビを見ていたでしょう。なぜ，家事はできないの」という疑問を周囲の人たちから直接ぶつけられたりするからです。「病状が軽いのだから薬なんて飲まないほうが良い」と周囲から助言される場合もあります。また，病院を受診しても軽症うつ病だから経過をみましょうと言われ，時々話を聞いてもらうだけでなかなか良くならない人もいます。しかし，軽症うつ病についていろいろな議論はありますが，たとえ薬物療法を行わないにしてもなんらかの治療的な対応は必要です。このような患者に治療を開始することで，みるみる良くなり，職場での評価が上がり家庭生活も上手くいくようになりとても助かったという話もよく聞きます。

　実際にこのような患者を診察してみると，負荷が低い作業であれば取り組めますが，ある程度以上に負荷が高くなると支障をきたす程度に病気があることが判明します。ですから，「新型」とか「軽症」という言葉が広がったりするなかで，とても苦しんでおられる患者はたくさんいるのです。クリニックなどの医療機関に来院される段階ではすでにずいぶんと長い時間悩んでいる状態で来られます。

　同じような状況は，患者の病気の回復過程の途中でも認められます。周りから見た本人の状態が段々良くなってくると，「もう外出もできるし，テレビだって見ている，まだ働けないのか」という周囲の声です。実は，うつ病が回復する時，すべての症状が同時に良くなるわけではなく，早く良くなる症状と時間がかかる症状があります。おっくう感などは回復に時間がかかるのです。図3-3は，有名な笠原のうつ病症状段階消失論ですが，マルで囲った症状（手が

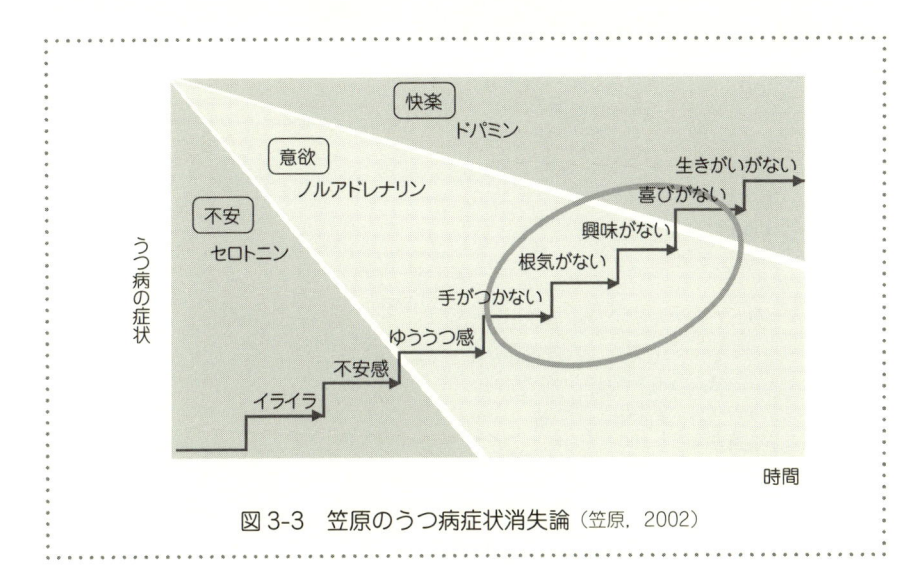

第3章・・・精神科臨床におけるショートケアの位置づけ

```
┌─────────────────────────────────────────┐
│                                         │
│              [快楽]                     │
│                ドパミン                  │
│         [意欲]                          │
│           ノルアドレナリン              │
│      [不安]                             │
│        セロトニン                       │
│                                         │
│  （グラフ：うつ病の症状 vs 時間、        │
│   階段状に：イライラ→不安感→ゆううつ感   │
│   →手がつかない→根気がない→興味がない  │
│   →喜びがない→生きがいがない）          │
│                                         │
└─────────────────────────────────────────┘
```

図 3-3　笠原のうつ病症状消失論（笠原, 2002）

つかない，根気がない，興味がない）は後から回復してくる症状です。

　マルの中にたどり着く前の時期は，自覚的にも良くなった感じとまだ悪いままの感じが混じった状態です。マルで囲った部分は期間としても長く続くことも多く，このような時期は本人の中でも家族間や，職場の人との間で葛藤状況が生まれやすく，孤立しがちで周囲からの意見に影響を受けやすい状態でもあります。ケースにもよりますが，心理的には孤独な状態に置かれる方が多くいらっしゃるのです。自殺の背景には心理的孤独があるとも言われており，この時期に同じような病気を持つ患者たちがお互いに悩みを共有できる場所があることは重要です。このような病状について外来で主治医が繰り返し心理教育的指導を行っても，患者自身の中に症状が良くなったと実感として持つことがなかなか難しい時もあります。しかし，同じ悩みを持ったことのある患者同士の話だと，すっと頭の中に入って理解でき，ふっと楽になるという話はショートケアの開始以降，患者から非常によく聞かれる話です。

　集団療法の効果として有名なものに，ヤーロム（Yalom）の11の治療因子（表3-2）というものがありますが，集団の効果というものは外来診療だけでは得られない，多くのものを患者にもたらしており，医師の立場からしても，治療

Ⅰ・・・理論編

表 3-2　集団療法に期待される効果

1	自己の人間関係についての習得
2	集団としてのまとまりと信頼感の体験（集団凝集性）
3	カタルシス
4	疾患についての情報を得ること
5	治療についての希望を持つということ
6	普遍性
7	他人を助けるという体験
8	患者の育った家族環境の治療的再体験
9	対人的社交技術の改善
10	行動を模倣するということ
11	実存的因子

Yalom（1995）の 11 の治療因子より

に対して，非常に効果的に働いていると実感しています。

3. 精神科診療所（クリニック）と病院でサービス内容の機能分化を図ることの重要性

　デイケア等の歴史の項でも述べましたが，近年はデイケア等の対象疾患も病状も非常に多様化しているため，考え得るすべての対象疾患や対象症状についての最大公約数となるようなデイケア等サービスの内容を考えることは不可能になってきています。退院直後でデイホスピタルでのサポートを必要とするような重度のケースは病院に通院する患者ではみられると思いますが，無床診療所に通院する患者は社会生活機能が軽症から中等症の気分障害圏等が多いです。当院でも前述のように，市街中心部にある無床診療所ということもあり，上記と同様の結果がみられます。このような患者のニーズは通常勤務で復職することを目前に控えて更なる社会生活機能の改善を重点的に目指したいといったようなものが多いのです。その点に応えるため，デイケア等の内容について，診療所と病院が機能分化を図るという考えも重要なのではないでしょうか。すなわち，デイホスピタルのような内容を持つデイケア等はより重度の患者の多い病院が行い，軽症から中等症の病状の患者が多い無床診療所では復職を目指し

たり，日々の生活をより活動的に過ごせることを目指したリハビリテーションを行うというデイケア等の施設毎の役割分担です。

　診療所で社会生活機能の向上を目的とする重点的なリハビリテーションを考えた場合，診療所の設備や人員といった規模の点から考えても，医療機関で過ごす時間がより短く，その分プログラムの内容を工夫することで効率的に効果を上げるプログラムを考えることが重要と考えております。そのような観点から当院のショートケアプログラムは考え出されています。詳細については後に述べます。

4. 精神疾患の鑑別の難しさ

（1）　気分障害の鑑別におけるショートケアの意義

　当院では，鑑別診断にも役立ち，治療にすぐに反映させることができることから，ショートケア参加者を当院への通院患者限定としています。リワーク実施施設以外からの他院からの患者ですと，薬物療法に応用することができなかったり，あるいは時間がかかったりするためです。集団療法やリワークの参加自体が治療なのですが，更にその参加時の様子を他の治療にも応用することは重要です。これは同じ施設内でないと困難なのです。病気の治療によって回復レベルを向上させ，社会適応レベル向上を目指すわけですから，病気の治療の主となる薬物療法へ応用していく視点は極めて重要と考えています。

　さて，気分障害とはいっても様々な種類があります。うつ病，双極性障害，気分変調症などです。双極性障害は，大きな開きはまだあるものの近年アメリカの有病率に近づいてきているという報告があります。

　双極性障害については過剰診断も，過小診断もどちらも問題ではありますが，双極性障害をうつ病などと過少診断するとより深刻な影響が出るといわれています。しかし実際には双極性障害を診断するのは結構難しく，多くは長期間経過してから診断されているのが実情です。その理由を何点か挙げたいと思います。

　まず，過去の双極性エピソード抽出が難しいことが挙げられます。例えば，これまでの病歴の中で躁状態になった既往を聴取しようとしても，本人に自覚がなく覚えてない場合も多く，聴取できないことがあります。

Ⅰ・・・理論編

　2点目に，今後の双極性のエピソードの予測が難しいことがあります。図3-4を見るとわかるように，双極性障害の長期的な経過をみた場合，うつ病相のほうが長く，その辛さも本人がはっきりと自覚しやすいため外来受診時の多くがうつ病相の時となります。かといってその後躁状態がまったく起きることがないかというとそういうわけでもありません。しかし今後躁状態が起きるかどうか予測を立てることは非常に困難です。

　3点目として双極性障害の診断の難しさは，エピソードの期間が躁病相のほうがうつ病相に比べ圧倒的に短いことがあげられます。この期間の非常に短い躁状態をキャッチすることがなかなか難しいのです。

　ショートケアでは長い時間の観察ができるのでキャッチしやすくなり，診断的にも威力を発揮します。

　専門家による診断・観察と，光トポグラフィー（2014年4月当院にて導入）といったバイオマーカーを組み合わせることで，診断精度の向上が図られると考えています。

　産業メンタルヘルスの現場関係者の話でも，主治医は反復性うつ病としているのに，職場で明らかに軽躁状態になり，周囲はとても大変な思いをしており，なかなか診断が変わらないといったものもあります。こういう時の影響は大きくなります。「気分安定薬をちゃんと使用してほしい」あるいは，「抗うつ薬を減量してほしい」という意見も出るかもしれません。職場では，周囲の人が恐

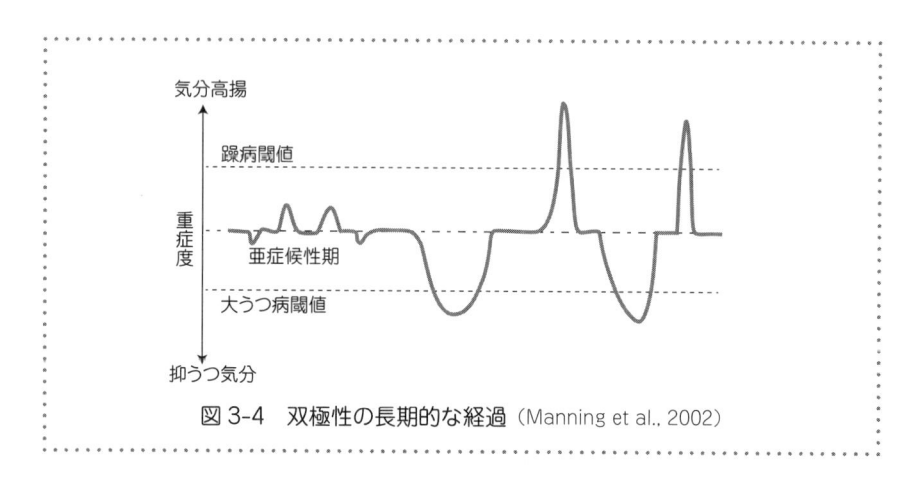

図3-4　双極性の長期的な経過（Manning et al., 2002）

第3章・・・精神科臨床におけるショートケアの位置づけ

怖感を感じたり，周囲の人が精神的に参ってしまったり，その他にも様々なトラブルが起こったりすることもあると聞いたことがあります。躁状態でも，強い躁状態でなければ，本人は強い口調であっても理路整然と主張するため周囲が混乱するといったことがあるからです（図3-5）。

しかしながら主治医を単純に責めることはできません。なぜならば双極性障害の診断は，難しいケースが確かにあるからです。こういうケースなどでもショートケアが診断のための重要な手掛かりとして威力を発揮することが多々あります。

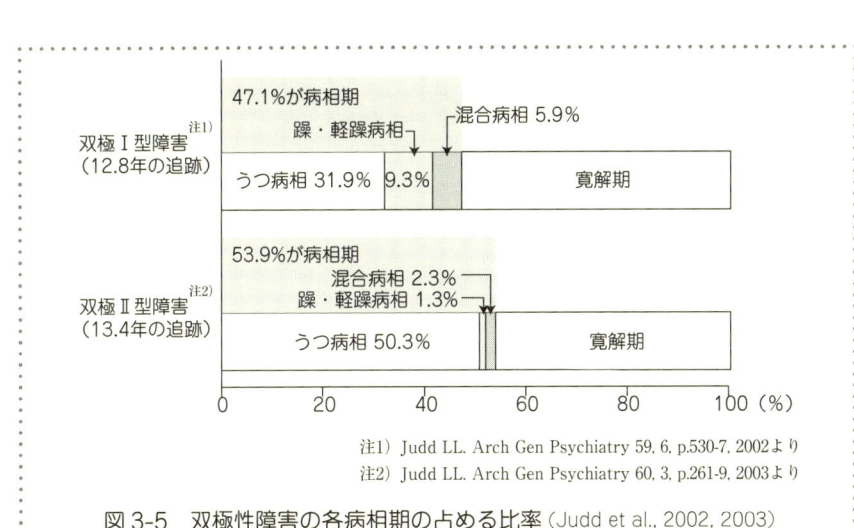

双極性障害を示唆する兆候として，ガエミ（Ghaemi）は，反復性大うつ病や，抗うつ薬誘発性の躁，あるいは軽躁状態を挙げてますが，繰り返すうつ病や，治りにくいうつ病では，双極性障害を鑑別に挙げることは必要です。

リワークに参加する患者の中に反復性のうつ病により繰り返し休職する人はよくみられます。ショートケアのプログラムを受けることで再度の増悪と休職を予防したいという目的があるからです。このようなケースの場合，治療だけでなく病状の観察による診断のための情報を得る目的という両方の観点からショートケアは非常に有用です。

うつ病の為に繰り返し休職してしまうようなケースの中には，病状の改善が

図3-5 双極性障害の各病相期の占める比率 (Judd et al., 2002, 2003)

注1) Judd LL. Arch Gen Psychiatry 59, 6, p.530-7, 2002より
注2) Judd LL. Arch Gen Psychiatry 60, 3, p.261-9, 2003より

表 3-3 双極性障害を示唆する兆候 (Ghaemi et al., 2003)

双極性障害：これまでのエピソードから得られる手がかり	Ref[注]
1. 反復性大うつ病エピソード（＞3回）	**
2. 大うつ病エピソードの若年発症（＜25歳）	**
3. 第一度近親における双極性障害の家族歴	***
4. 発揚性パーソナリティ（病前性格・抑うつ状態でない時）	*
5. 非定型うつ症状（DSM-IVの診断基準）	**
6. 短い大うつ病エピソード（平均3ヶ月未満）	*
7. 精神性大うつ病エピソード	**
8. 産後うつ病	*
9. 抗うつ薬誘発性の躁または軽躁	***
10. 抗うつ薬の効果減弱 "wear-off"（急性効果はあるが予防効果なし）	*
11. 3回以上の抗うつ薬治療への非反応	**

注）Refの*が多いほど，双極性障害の兆候としての関連性が高い

とても速くすぐに復職することを特徴としているものがあります。表 3-3 を見るとわかるように，このような経過の短いうつ病エピソードは，双極性を示唆する兆候でもあります。

Youg Mania Rating Scale（YMARS，ヤング躁病評価尺度）は，臨床試験などで行われる尺度として有名ですが，これを用いて躁状態の程度を図るのは，ある程度の時間がかかります。そのため，実際毎日行う臨床の場で活用するのは大変ではないかという意見があるかもしれませんが，その評価項目を知っておくことは役に立ちます。YMARS における躁状態の項目の評価は，ショートケア中の患者の行動と陳述の内容によってある程度把握することが可能です。

もちろん，家族など周囲からの情報も大事ですが，周囲から聞いた情報が正確かどうか，判断が難しいケースもあります。例えば，周囲の人たちとの関係性がよくない場合もありますし，専門的な見方は条件が整ってないと難しいということもあります。

しかしながら，これらを実施したとしてもそのスコアのみをもって，躁状態の有無を決定することは厳密にはできません。テンションの高い状態がみられ，その翌日の夕方頃には気分が大きく落ち込んだりするといった状態だけで操作

- 評価対象,気分障害(躁病エピソード)
- トレーニングを受けた医師による15〜30分間程度の評価面接において,面接時の行動観察と患者の主観的な陳述を併せて評価を行う。
- 総得点 0〜60点

0〜4点の1点刻みの5段階評価
- 気分高揚
- 活動の量的ー質的増加
- 性的関心
- 睡眠
- 言語ー思考障害
- 身なり
- 病識

0〜8点の2点刻みの5段階評価
- 易怒性
- 会話(速度と量)
- 思考内容
- 破壊的ー攻撃的行為

躁病エピソードが重度であり,面接に協力が得られない場合を補うため,重症を反映する重み付けがなされている。

注)臨床面接に基づく客観的な評価尺度であり,欧米における臨床試験に広く使用されている。

図3-6　ヤング躁病評価尺度(稲田,2005)

的診断基準を用いると双極性障害とは診断できないかもしれません。しかしそういった情報をもとに,更に精査を進めていくことにより,最終的に操作的診断基準を用いても双極性障害と診断できるケースがあるのです。更にこのようなケースで診断変更後治療方針を変更することで症状が劇的に改善する場合もあります。集団療法ならではのメリットといえるでしょう。

　また,これは本書の続刊(企画中)の各論で詳述しますが,集団認知行動療法場面では極端な否定的思考がみられていても,結構行動的である場合があります。憂うつ感はあるのですが,意欲はある,こういった場面がショートケアにて観察されることがあります。集団には適応はできているのですが,極端なマイナス思考が周囲から際だって観察されるような場合です。そのような時にも,双極性障害と判明することで気分安定薬の投与を行うと効果を発揮するケースがあります。

　次にバイポラリティーインデックスについて説明します。これは,抽出しにくい躁状態の既往に加えて,その他のディメンジョンを総合して,バイポラリティーを判断します。インデックスの点数のうち70%は躁状態,軽躁状態のエピソード以外からつけられます。

I・・・理論編

表3-4 バイポラリティーインデックス (Saches et al., 2004)

- Harvard の Dr.Sachs および Dr.Ghaemi らにより，この"spectrum" way of looking at bipolar diagnosis システムが発展した。診断のためではなく，"spectrum"に対する有用性が目的。
- 本システムは，5つの"dimensions" of bipolarity から構成される。
- 軽躁病および躁病は，5つのディメンションのただひとつの項目に過ぎない。
- 現在は，他の項目も，このシステムにおいて同じウェイトを置かれている。診断ツールとしては，5つのディメンションがどの程度のウェイトを持つべきか検討すべきだと考えられている。
- 罹患者は，たくさんの異なった双極性の特徴によってポイントが加算される。
- 軽躁病躁病エピソードのみではない。

ディメンション	20ポイント	15ポイント	10ポイント	5ポイント	2ポイント
エピソード特性	*壮大な幸福感	*不快気分 *過敏性	*軽躁状態 *抗うつ剤より誘発された躁状態	*抗うつ剤より誘発された軽躁 *DSM閾値下の軽躁症状 *非定型うつ=以下のうち2つ（過食，過眠，手足のだるさ） *産後うつ病	*精神症状（妄想，幻覚，抑制） *単極性うつ病の再発
発病年齢	*15歳〜19歳	*15歳以下 *20歳〜30歳	*30歳〜45歳	*45歳以上	―
疾患経過	*回復後の躁エピソード再発	*不完全回復後の躁エピソード再発 *回復後の軽躁エピソード再発	*物質使用が要因ではない躁病の未回復 *感情エピソードの間だけの精神症状 *躁病が要因である法的な問題	*軽躁病がない単極うつ病の再発 *境界性人格障害 *不安障害／摂食障害（OCD／パニック／過食症） *小児のADHD *ギャンブル／危険な投資／浪費／性的逸脱 *退薬による再発 *閉経後気分エピソードの再発	*発揚気質 *3回以上の結婚歴 *2年間で2つの新しい仕事
薬剤反応性	*気分安定薬治療により4週以内に回復	*治療により12週以内に回復 *気分安定薬終了後12週以内の再発 *抗うつ剤使用後12週以内に躁病にスイッチ	*抗うつ剤治療の間の不快気分，混合状態の憎悪 *気分安定薬による部分的な反応 *抗うつ剤が誘引の急速交代，急速交代の悪化	*3剤目もしくはそれ以上の抗うつ剤での反応欠如 *抗うつ剤投与終了後の躁，軽躁状態	*1週以内もしくはそれ以下での抗うつ剤の即時の反応
家族歴	*1親等（兄弟／姉妹，両親，子供）内での双極性障害	*2親等での双極性障害診断 *1親等内での単極性うつ病の再発	*1親等内での単極性うつ，統合失調感情障害 *双極性障害診断の家族歴 *単極性うつ病の再発の家族歴	*1親等内での薬物，アルコール問題	*1親等内でのうつ病再発エピソードまたは不安障害，摂食障害，ADHD

表3-4を見るとわかるように,薬剤反応性という項目の中に気分安定薬に対する反応性をみる部分があります。

双極性障害と診断した後に気分安定薬を追加した場合,ショートケア中の参加状況から気分安定薬への反応性を確認することができます。それにより改めてバイポラリティーの高さといったものを判別することができます。

また,インデックスでのディメンジョンの確認,その反応性というものが,医師のみでなく,心理士,精神保健福祉士という他の専門職からも多角的に観察することが可能となります。

心理教育を行う際に,うつ病などの参加者に対してもあえて双極性障害についての説明を行うという方法をとることがあります。これにより,なかには自分にも思い当たる症状があるという人が出てくることがあり,実際に精査することで双極性障害と判明する場合もまれにあります。

では,双極性障害の診断がなぜ必要かということを別の切り口からみてみたいと思います。それは双極性障害を治療しない場合,リスクがあるからです。

図3-7を見るとわかるように双極性障害を治療しないと自殺のリスクが高まるといわれています。

この図を見る限り双極性障害への治療と自殺のリスクには密接な関わりがあ

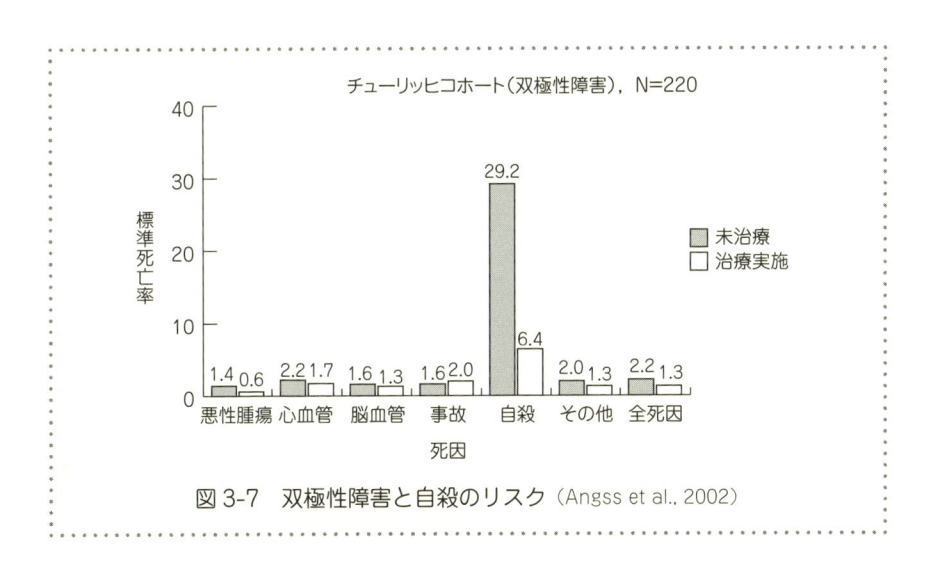

図 3-7 双極性障害と自殺のリスク (Angss et al., 2002)

I・・・理論編

るといえるのではないかと思います。そのため治療介入が必要なのです。通院もショートケアも1つの医療機関で行う理由はこういう所にもあるわけです。これが1つの医療機関でないと診断,薬物療法,心理療法,精神療法を一体としてできずに対応にばらつきが出て,情報伝達に時間差が生じ,結果として対応が手遅れとなることもあります。

表3-5はうつ病についてのICD-10,DSM-Ⅳ-TRの診断基準です。中核症状,その他の症状と改めて説明する事はないのですが,注目していただきたいのは,疼痛が基準に入っていないということです。もともと,うつ病の症状では図3-8,図3-9のように身体的な症状がたくさんあるわけです。

図3-10はシュタール（Stahal）博士のエッセンシャルファーマコロジーに記載されているDSM-Ⅳの大うつ病性障害の症状概念図です。本図では大うつ病性障害の症状をDSM-Ⅳに記載されている症状と,DSM-Ⅳには記載されていない非DSM症状の2つに分けています。非DSM症状であっても評価することは重要ではないかと思います。例えばうつ病にともなう疼痛が残遺症状として残る場合,予後不良因子であるとエッセンシャルファーマコロジーには記載されています。また,身体的症状の1つである大うつ病性障害に伴う痛みPainful Physical Symptom（以下PPS）は,大うつ病性障害の寛解,再発再燃と密接に関係していることがわかっています。このPPSに対しては国内

表3-5 ICDとDSMのうつ病診断基準（張, 2010）

	ICD-10	DSM-IV-TR
中核症状	1）抑うつ気分 2）興味と喜びの喪失 3）活力の減退または疲労感の増大	1）抑うつ気分 2）興味または喜びの著しい喪失
その他の症状	1）思考力・集中力の低下 2）自己評価・自信の低下 3）罪悪感,無価値観 4）将来に対する悲観的な見方 5）死や自殺についての観念や行為 6）睡眠障害 7）食欲不振	1）体重や食欲の顕著な減少か増加 2）不眠または睡眠過多 3）精神運動性の焦燥か制止 4）易疲労感か気力の減退 5）無価値観,不適切な罪悪感 6）思考力や集中力の減退 7）自殺念慮,自殺企図

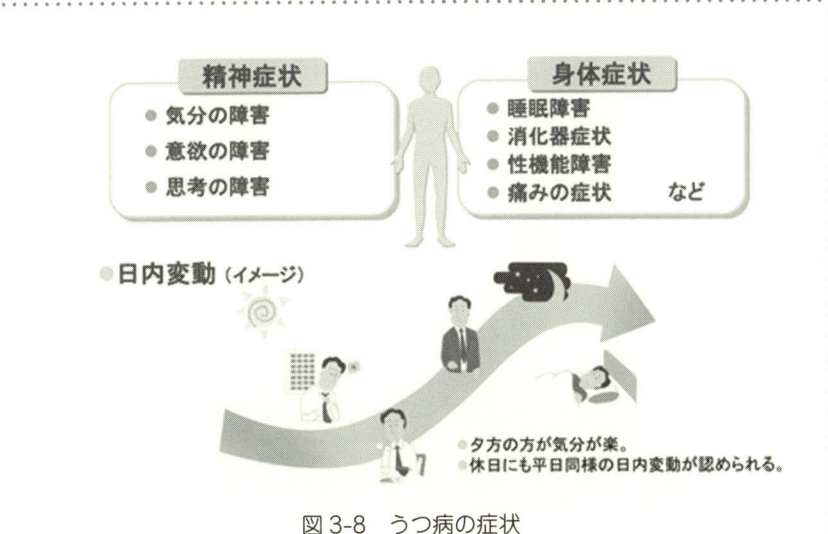

第 3 章・・・精神科臨床におけるショートケアの位置づけ

精神症状
- 気分の障害
- 意欲の障害
- 思考の障害

身体症状
- 睡眠障害
- 消化器症状
- 性機能障害
- 痛みの症状　など

● 日内変動（イメージ）

・夕方の方が気分が楽。
・休日にも平日同様の日内変動が認められる。

図 3-8　うつ病の症状

● うつ病の身体症状の好発部位と好発症状 注1)

- 目がかすむ
- 眼精疲労
- めまい
- 首のこり
- 呼吸困難感
- 息切れ
- 圧迫感
- 冷感
- 頭重感（頭痛）
- 耳鳴り,異常感
- 口渇,味覚変化
- 肩こり
- 心悸亢進
- 胃部停滞感
- 腹部膨満感
- インポテンツ（性欲低下）
- 月経異常
- 筋痛,関節痛
- 神経痛

● うつ病の身体症状の出現頻度 注2)

症状	出現率(%)	症状	出現率(%)
睡眠障害	82～100	めまい	27～70
疲労・倦怠感	54～92	耳鳴り	28
食欲低下	53～94	感覚異常	53～68
口渇	39～75	頭痛・頭重	48～89
便秘・下痢	42～76	胃痛	39
悪心・嘔吐	9～48	胸痛	36
体重減少	58～74	腹痛	38
呼吸困難感	9～77	関節痛	30
心悸亢進	38～59	四肢痛	25
性欲減退	61～78	発汗	20
月経異常	41～60	振戦	10～30
頻尿	70	発疹	5

注1) 上島ら，2008 より
注2) 樋口ら，2008 より

図 3-9　うつ病の身体症状

Ⅰ・・・理論編

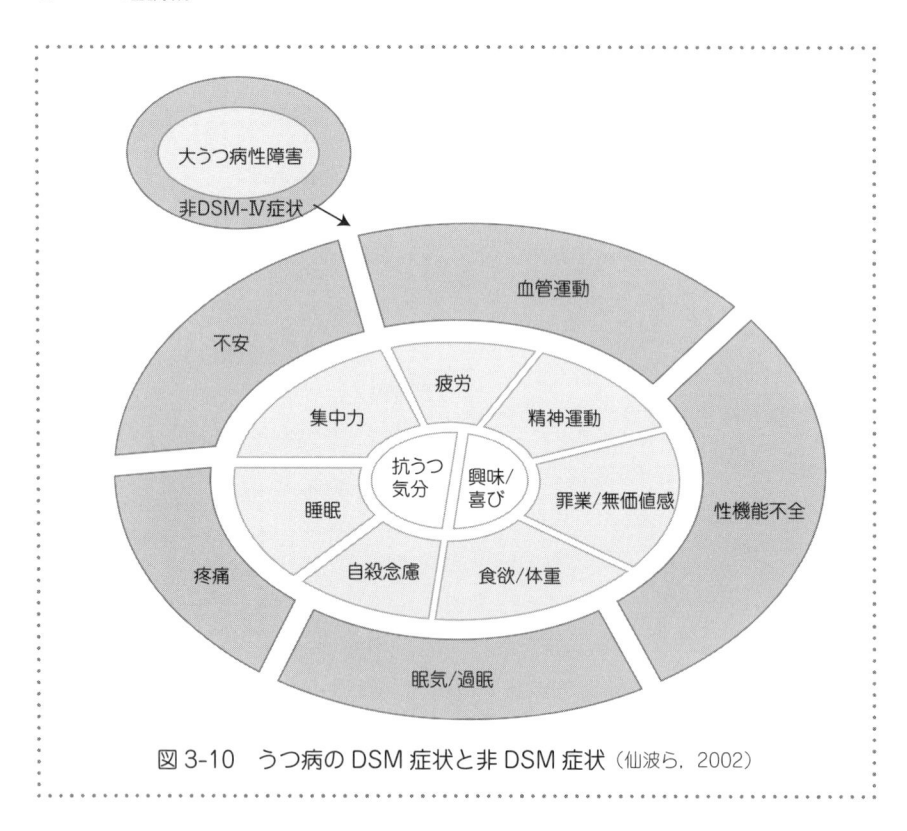

図 3-10 うつ病の DSM 症状と非 DSM 症状 (仙波ら. 2002)

においても論ぜられており、最近その重要性が示唆されています。これらのことから PPS の評価は大うつ病性障害重症度や治療後における改善度を考えるうえで重要な意味を果たすと思われます。DSM-Ⅳ-TR 及び DSM-5.0 においては、大うつ病性障害の項目の中に疼痛症状は記載されていません。私たち医療者が「質の良い寛解」を追求していくためには、精神症状、身体症状両面にわたる十分な評価が必要です。

　このようにうつ病は精神面と、身体面の両面にわたる幅広い症状が認められる疾患であるため、回復レベルを見る場合、精神的症状はもちろんのこと、身体的症状の改善もしっかりとみていく必要があるのです。ショートケアにおいて身体的症状も注意を払う必要があるのはそのためです。ショートケアを医療機関で行うことで外来診察以外の場での身体症状の評価、精神症状の評価につ

第3章・・・精神科臨床におけるショートケアの位置づけ

いての継時的な観察が可能となります。体調管理なども上記のような側面から非常に重要なポイントで十分な治療がなされる必要があります。

図3-11はピンターら（Pintor et al., 2003）がジャーナルオブアフェクティブディスオーダーに発表した論文であります。2年間の追跡調査の試験です。寛解が得られた患者では再発が少ないことが示しています。ですからうつ病治療において寛解を得ることは重要な要素です。図3-10と併せて考えると精神症状のみならず身体症状を治療することで寛解が得やすくなり再発が少なくなるといえます。ですから，ショートケアにおいて寛解の状態を把握すること，しかも質の良い寛解状態というものを確認することは大事なのです。

先ほど述べたようにDSM-Ⅳにおけるうつ病の症状の記載内容は精神面の症状が多いわけですが，実際には頭痛や耳鳴りなど身体面の多彩な症状が伴うことは，既に医療関係者以外の方も含めて多くの人が知っている事実です。仮面うつ病という言葉がありますが，身体症状が前面に出るうつ病すらあるわけです。また，図3-12は残遺症状がある患者の90％に軽度以上の身体症状が存在しているというデータですが，残遺症状があると再発しやすく，残遺症状がない場合再発数が少ないという報告があり，身体症状を評価し治療していくこ

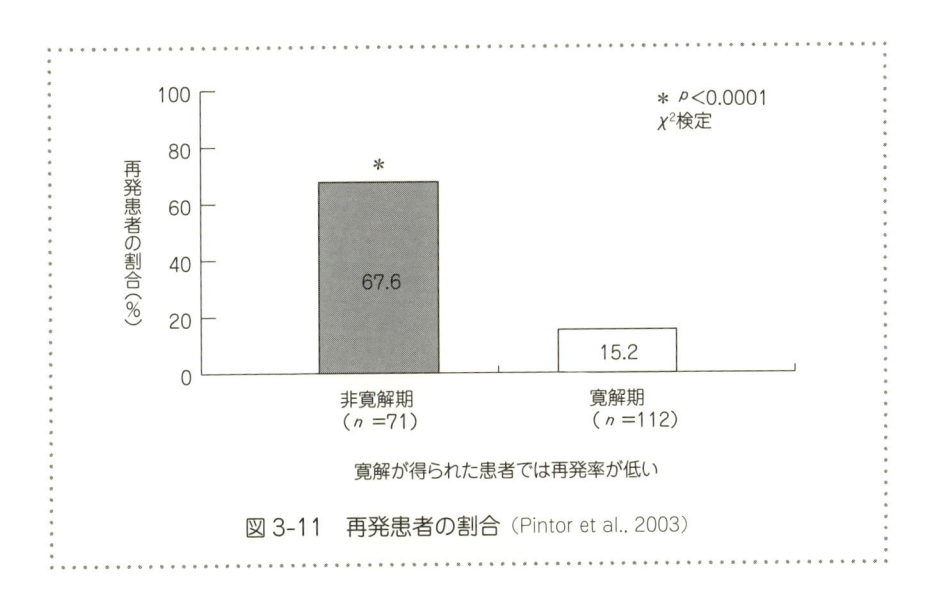

$*\ p<0.0001$
χ^2検定

非寛解期 67.6 ($n=71$)
寛解期 15.2 ($n=112$)

寛解が得られた患者では再発率が低い

図3-11　再発患者の割合（Pintor et al., 2003）

I・・・理論編

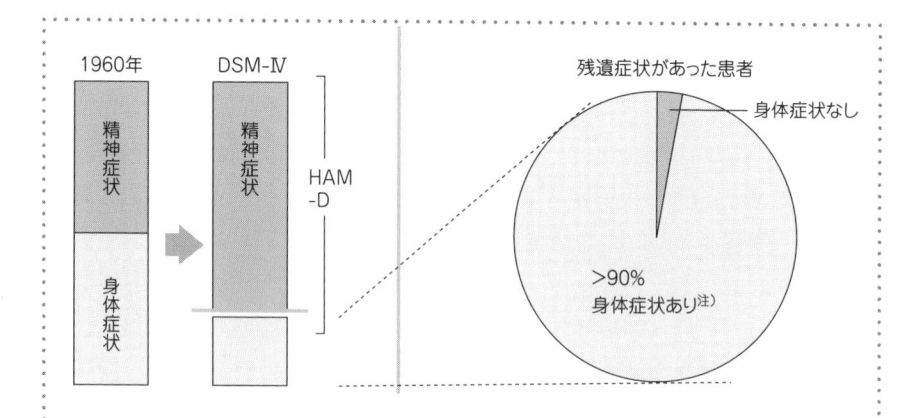

注) 残遺症状があった患者のうち，軽度以上の身体症状があった患者は90%超であった（Paykel et al., 1995）
抗うつ薬治療後の主な残遺症状のひとつに「うつ病に伴う身体的な痛み」がある（Stahl, 2008）

図 3-12　精神症状，身体症状

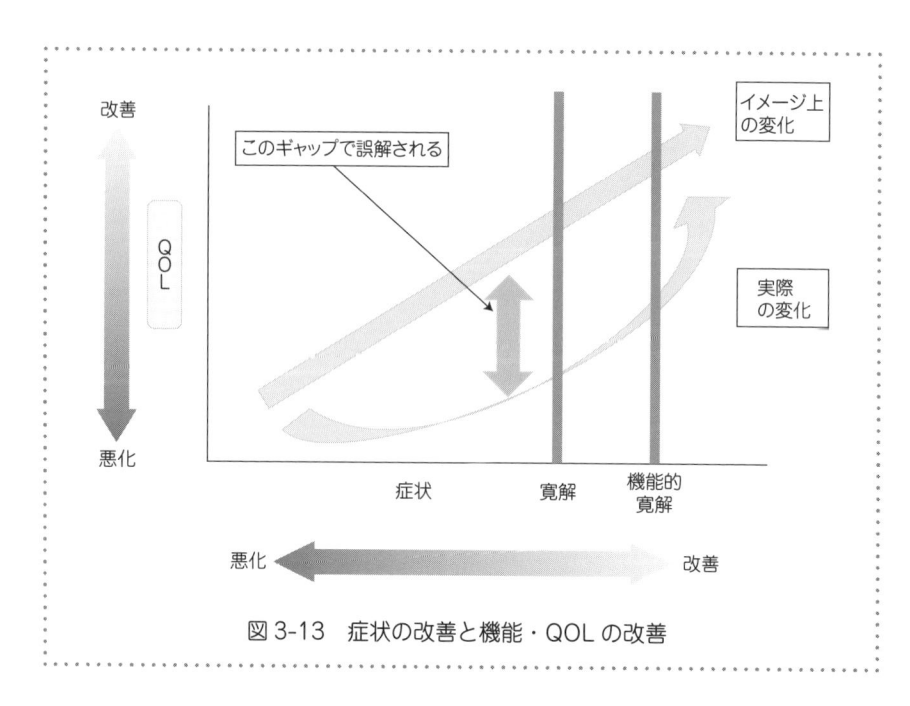

図 3-13　症状の改善と機能・QOL の改善

とは再発予防も含めた治療を行う上で非常に重要なポイントです。

病気は継時的に重症度がかわったり、症状の変化がでたりするので、回復度合いを見ていくことは医学的に重要です。集中力低下や、抑うつ気分などの病状の把握を即、薬物療法に応用することが可能なのです。これを、ケースによって、このショートケアの中でも判断していきます。

うつ病の回復経過をみるにあたり、重要な点として、一見良くなったかにみえた症状、本人も、周囲も良くなったと思っても、QOLの回復は、図3-13のように遅れることが挙げられます。

患者も主治医もこの回復のイメージを頭に入れておかないと、上手くいきません。

（2）精神疾患の鑑別について

精神科では、時として診断が難しいケースに遭遇することがあります。

これまで、うつ病と双極性障害の鑑別におけるショートケアの効用について中心に述べてきました。すべての精神疾患について述べることはできませんが、同様のことが双極性障害と他の疾患の鑑別でもいえるので若干触れてみたいと思います。

単に双極性障害といっても様々な疾患と症状がオーバーラップしていることもあり、診断が困難になっています。図3-14は双極性障害と大うつ病性障害の関連性を示しています。

また図3-15はADHDとの鑑別の図ですが、重なってくる症状がいくつかあるため実際鑑別して診断するのは難しいのが現状です。

図3-16は統合失調症の関連性を示しています。

図3-17は境界性人格障害の関連性を示しています。

こういった病気ごとの、症状、状態像の相違点、類似点というものがあるため、診断的な見方のバリエーションが増えることは好ましいと考えます。

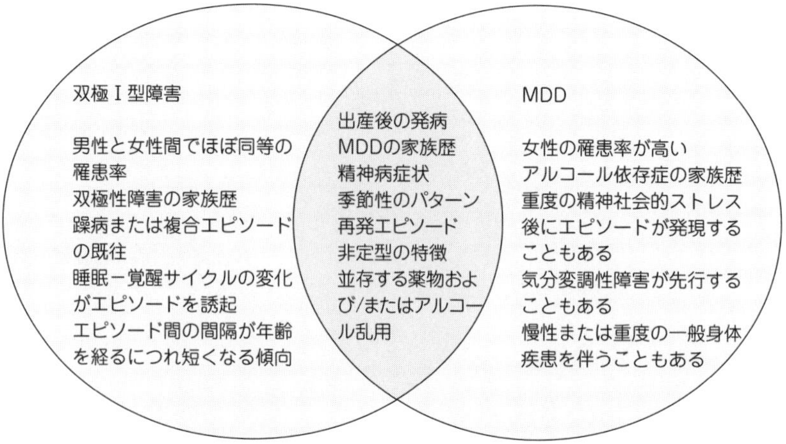

I・・・理論編

```
           双極Ⅰ型障害              MDD

    男性と女性間でほぼ同等の   出産後の発病    女性の罹患率が高い
    罹患率              MDDの家族歴    アルコール依存症の家族歴
    双極性障害の家族歴        精神病症状     重度の精神社会的ストレス
    躁病または複合エピソード    季節性のパターン  後にエピソードが発現する
    の既往              再発エピソード   こともある
    睡眠－覚醒サイクルの変化    非定型の特徴    気分変調性障害が先行する
    がエピソードを誘起       並存する薬物およ  こともある
    エピソード間の間隔が年齢    び/またはアルコー 慢性または重度の一般身体
    を経るにつれ短くなる傾向    ル乱用       疾患を伴うこともある
```

注）症状の異なりが，双極Ⅰ型障害の正確な診断を困難にしている場合がある。

図 3-14　双極Ⅰ型障害と大うつ病性障害の鑑別診断（高橋ら，2003）

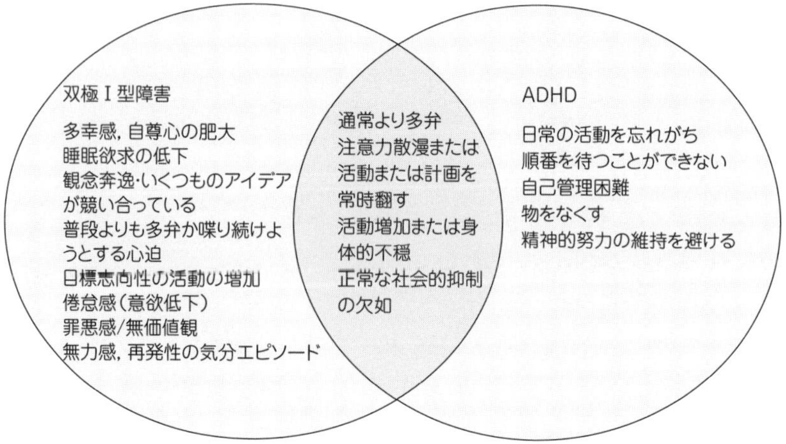

```
           双極Ⅰ型障害              ADHD

    多幸感，自尊心の肥大      通常より多弁    日常の活動を忘れがち
    睡眠欲求の低下         注意力散漫または  順番を待つことができない
    観念奔逸・いくつものアイデア  活動または計画を  自己管理困難
    が競い合っている        常時翻す      物をなくす
    普段よりも多弁か喋り続けよ   活動増加または身  精神的努力の維持を避ける
    うとする心迫          体的不穏
    目標志向性の活動の増加     正常な社会的抑制
    倦怠感（意欲低下）       の欠如
    罪悪感/無価値観
    無力感，再発性の気分エピソード
```

注）症状の異なりが，双極Ⅰ型障害の正確な診断を困難にしている場合がある。

図 3-15　双極Ⅰ型障害と ADHD の鑑別診断1（高橋ら，2003）

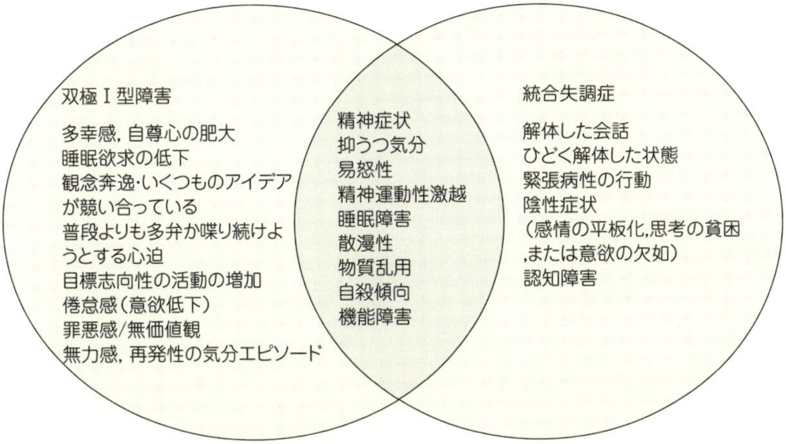

第3章・・・精神科臨床におけるショートケアの位置づけ

双極Ⅰ型障害
多幸感, 自尊心の肥大
睡眠欲求の低下
観念奔逸・いくつものアイデアが競い合っている
普段よりも多弁か喋り続けようとする心迫
目標志向性の活動の増加
倦怠感(意欲低下)
罪悪感/無価値観
無力感, 再発性の気分エピソード

(重なり部分)
精神症状
抑うつ気分
易怒性
精神運動性激越
睡眠障害
散漫性
物質乱用
自殺傾向
機能障害

統合失調症
解体した会話
ひどく解体した状態
緊張病性の行動
陰性症状
(感情の平板化, 思考の貧困, または意欲の欠如)
認知障害

注) 症状の異なりが, 双極Ⅰ型障害の正確な診断を困難にしている場合がある。

図3-16　双極Ⅰ型障害と統合失調症の鑑別診断（高橋ら．2003）

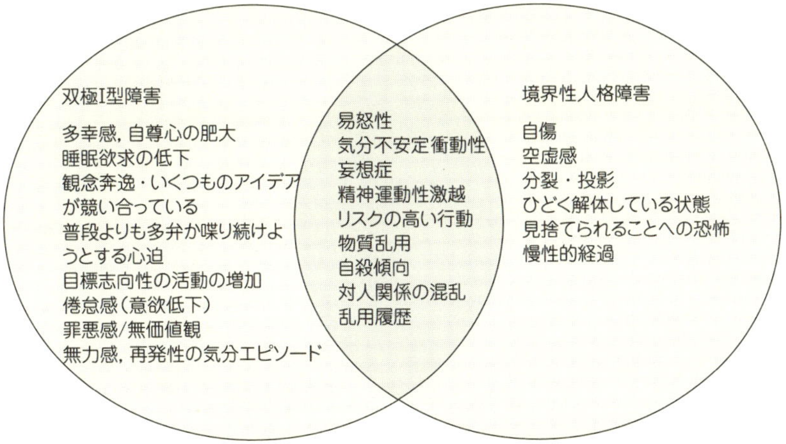

双極Ⅰ型障害
多幸感, 自尊心の肥大
睡眠欲求の低下
観念奔逸・いくつものアイデアが競い合っている
普段よりも多弁か喋り続けようとする心迫
目標志向性の活動の増加
倦怠感(意欲低下)
罪悪感/無価値観
無力感, 再発性の気分エピソード

(重なり部分)
易怒性
気分不安定衝動性
妄想症
精神運動性激越
リスクの高い行動
物質乱用
自殺傾向
対人関係の混乱
乱用履歴

境界性人格障害
自傷
空虚感
分裂・投影
ひどく解体している状態
見捨てられることへの恐怖
慢性的経過

注) 症状の異なりが, 双極Ⅰ型障害の正確な診断を困難にしている場合がある。

図3-17　双極Ⅰ型障害と境界性人格障害の鑑別診断（高橋ら．2003）

(3) 発達障害の鑑別について (成人の ADHD の鑑別)

　気分障害，不安障害で来院される患者の中には，背景に発達障害があったという方も多くおられます。ここでの発達障害は自閉性スペクトラム障害 (Autism Spectrum Disorder, 以下 ASD)，注意欠如・多動性障害 (Attention Dificit／Hyperactivity Disorder, 以下 ADHD) を指します。

　成人の ADHD は，不安障害，双極性障害，大うつ病性障害などと高率に併存することが報告されています。ADHD かどうか見てほしいという患者は最近増えていますが，現状として，多くは，気分障害，不安障害として来院する場合が多いのです (表 3-6)。ですから，気分障害，不安障害を多く診る医療機関では，発達障害の存在の確認とその鑑別の視点が重要であると思います。治りにくいうつ病の場合，背景に ADHD が存在するという場合もあります。ADHD と重複する症状の表 (表 3-7) をみますと，集中困難，注意力低下といった症状は大うつ病性障害，双極性障害，不安障害でも，ADHD でも認められます。例えば医療機関を患者が気分障害で訪れた時，受診時の症状をすべてうつ病によるものとして治療を継続して，注意力低下，集中困難が残った場合，うつ病の残遺症状として認識され，治りにくいうつ病と認識される可能性もあるのです。

　また，いったんうつ病の治療が始まると，ADHD の症状が部分的に良くなることがあるために，逆に ADHD の診断が難しくなる場合もあります。

表 3-6　成人 ADHD と併存障害 (Biederman et al., 2005)

有病率	併存障害
47%	不安障害
10%～59%	気分障害
10%～18%	パーソナリティ障害
17%～35%	アルコール乱用
14%～50%	物質乱用
12%～30%	反社会的行動

第3章・・・精神科臨床におけるショートケアの位置づけ

　ADHDは発達障害の1つです。これまで，ADHDの症状は年齢を重ねると治まる傾向があるといわれてきましたがおおよそ60％の人では症状が残るといわれております。子供のADHDの症状に比べると大人のADHDでは，多動性は弱くなり，不注意の症状が目立つといわれております。
　ADHDにおける，多動の症状は，例えば，落ち着かない感じや，貧乏ゆすりなどの目的のない動き，衝動性の症状では，思ったことをすぐに口にしてしまう，衝動買い，不注意の症状では，ケアレスミス，忘れ物，なくし物が多い，約束や期日が守れない，時間管理が苦手，作業を順序立てて行うことが苦手，片づけることが苦手なことが挙げられます。ASDの特徴には，会話を続けることが困難，視線や表情などの非言語的コミュニケーションの読み取りの失敗，周囲との協調性の欠如，習慣へのこだわり，偏った興味関心などがあります。こうした症状はショートケアの集団作業場面などでははっきり見られることがあるため発達障害の鑑別の参考になることがあります。特にADHDは，薬物療法による治療が可能な発達障害であり，診断は重要です。
　なお上記のADHD，ASDの症状からも分かる通り，行動症候群の症状が主体です。一方実臨床では精神病理学の観点からの見方も重要ではないかと考えております。思考障害に関してですが，うつ病における思考障害は，思考抑制，躁病であれば観念奔逸，統合失調症であれば，滅裂思考が精神病理学上の用語としてありますが，ADHDに関してはありません。ADHDの思考障害に関し

表3-7　ADHDと重複する症状

	集中困難	注意力低下	多動性	衝動性
不安障害	✓	✓	✓	✓
双極性障害	✓	✓	✓	✓
大うつ病障害	✓	✓	✓	
パーソナリティ障害				✓
睡眠障害	✓	✓	✓	
物質依存	✓		✓	✓

I・・・理論編

ては，外部からの刺激があると，それに関連した考えが多く湧き（思考の被転導性）それら自身をまとめることができないことも特徴の一つとして挙げられます。また，外部からの刺激がなくとも，上手く考えが整理できないといった特徴もあります。我々はそのような ADHD に見られる思考障害を「散乱思考」と名付けました。

（4）症状の悪化に対し早期介入が可能である

　病状の増悪時，早期に介入できると，結果的に重症化を防ぐことが可能となることがあります。このような点でも自院内で行うショートケアは威力を発揮します。ショートケア参加中に調子が悪くなったり，ショートケアへ来所した時点で調子が悪いことが判明した場合，ショートケアへの参加を中止しすぐに外来診察に切り替えることができます。これは同じ場所で行うショートケアだからできることです。

　通常の外来診察では，調子が悪くて受診する場合，診察時に調子が悪い場合もあれば，時間的に少し前に起きた調子の悪い状態について，後から本人または家族に教えてもらって判断する場合もあります。ショートケア参加中に調子が悪くなった際は，変化が軽微であってもその時の状態を実際に観察することができるため，より適切な症状把握と治療介入が可能となるでしょう。

5．各ショートケアプログラムを併用する意味について

　次に，様々な療法を併用する意味について考えてみます。

　当院では，ショートケアプログラムの中で認知行動療法（CBT）を開始したあとに「森田療法」を開始しました。両者を併用する効果についていただいた様々な意見を紹介します。

　これらの意見からもわかるように，森田療法と認知行動療法の2つをショートケアのプログラムに取り入れることで，良い効果が得られるという意見は割と多くみられます。外来診察の場でも，両方の精神療法を受けている患者の病状が改善しているケースを何度もみています。

　なお海外においては認知行動療法と薬物療法を併用することにより再発率が

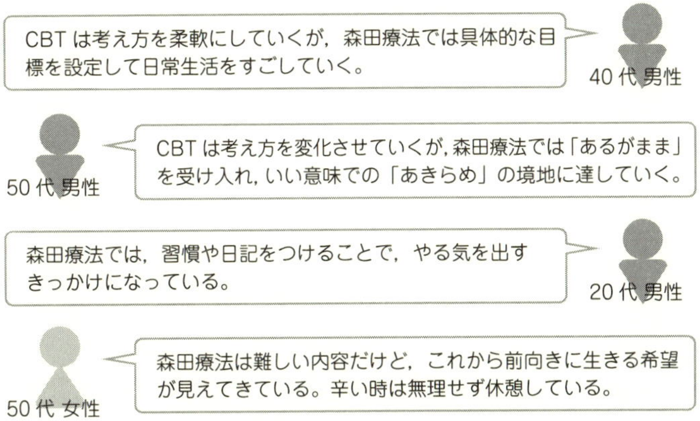

第 3 章・・・精神科臨床におけるショートケアの位置づけ

- CBT は考え方を柔軟にしていくが，森田療法では具体的な目標を設定して日常生活をすごしていく。 — 40 代 男性
- CBT は考え方を変化させていくが，森田療法では「あるがまま」を受け入れ，いい意味での「あきらめ」の境地に達していく。 — 50 代 男性
- 森田療法では，習慣や日記をつけることで，やる気を出すきっかけになっている。 — 20 代 男性
- 森田療法は難しい内容だけど，これから前向きに生きる希望が見えてきている。辛い時は無理せず休憩している。 — 50 代 女性

図 3-18　森田療法と CBT の効用

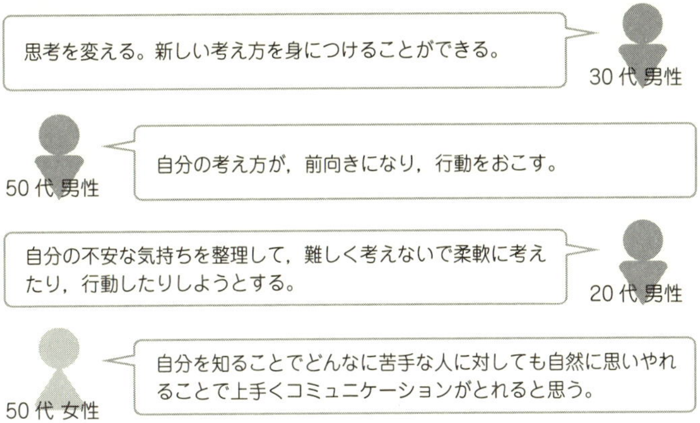

- 思考を変える。新しい考え方を身につけることができる。 — 30 代 男性
- 自分の考え方が，前向きになり，行動をおこす。 — 50 代 男性
- 自分の不安な気持ちを整理して，難しく考えないで柔軟に考えたり，行動したりしようとする。 — 20 代 男性
- 自分を知ることでどんなに苦手な人に対しても自然に思いやれることで上手くコミュニケーションがとれると思う。 — 50 代 女性

図 3-19　森田療法と CBT の相加効果

I・・・理論編

低下することが繰り返しエビデンスとして提示されています。

そうしたことからも，様々な治療法を併用し，それぞれの良い部分を活かしていくことは極めて意義のあることだと考えられるでしょう。1つの治療法で粘り強く治療を続けていくことにももちろん意義がありますが，何より大事にされるべきは，患者の利益です。それを考えた時に「この治療法でなければ」といったこだわりをいったんおいて，複数の治療法を併用してみるという選択肢も重要なのではないでしょうか。

当院における調査では，相乗効果は仮説が支持されたといえるような結果ではありませんでしたが，先ほどの意見の内容を見るとわかるように，参加者の方々はプログラムで学んだことを組合せて活用していることがうかがえます。つまり相加的な効用については十分意識できているといえるでしょう。また治療者側のほうで参加者が一方のプログラムで学んだことを，もう一方のプログ

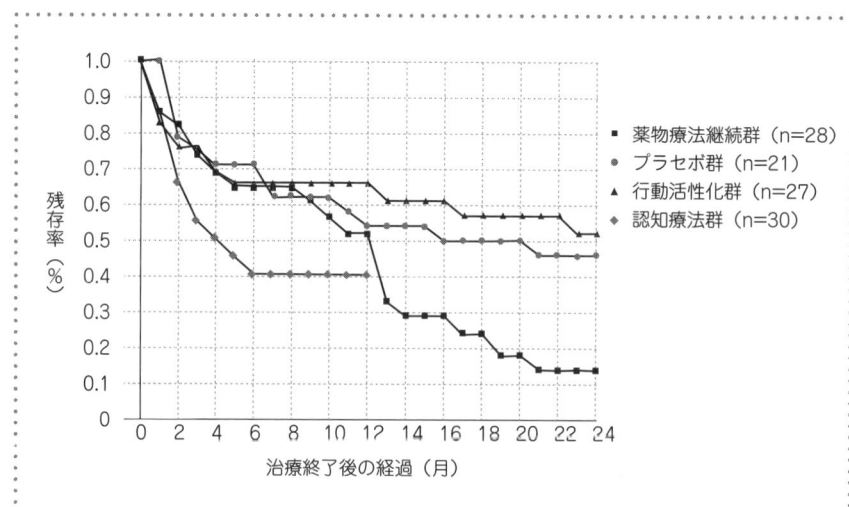

まず，参加者は16週にわたる抗うつ薬による治療群（n=100），認知療法群（n=45），行動活性化群（n=43）に割り当てられた。抗うつ薬による治療に反応した人々は薬物療法群，またはプラセボ群に無作為化抽出され継続した。再発はハミルトンうつ評価尺度スコア14点以上と定義された。

注）残存率：再発していない人の比率を示す。本図では折れ線が下に下がるほど再発していることを示す。

図3-20 認知行動療法および行動活性化が再発予防に与える効果（Dobson et al., 2008）

ラム中に応用するといった様子を観察しており，相乗的な効用があるとも感じています。例えば，認知行動療法の自動思考記録表の反証を考えるにあたり，森田療法で学んだ言葉を挙げた参加者がいました。

最近のプログラムにおいても，森田療法やマインドフルネス（10章★7参照）の併用により，自身の生の欲望を発揮することや，価値に基づいた行動を起こすなど，動機づけという点において，参加者の方々を後押しする相乗的な効用が見られています。瞑想法と前述のマインドフルネスプログラムも「今，現在の瞬間の体験を観察する」力を相乗的に高めている印象があります。その他にも認知行動療法の反証で「リラックスしてみる」といったものが出てきた場合，当院で行っている自律訓練法（10章★3参照）や瞑想法の実践が意見の1つとして挙がる様子もみられています。

また，一般的に認知行動療法は治療パッケージとして継続的な「つながり」が重視されますが，当院では，認知行動療法の学習，自動思考記録表，問題解決法，アサーションなどを分割して配置していても，十分な効用があると感じています。認知行動療法の治療パッケージとしての順番を入れ替えても効果が低減されていないように思われます。

6. ショートケアの位置づけ，まとめに代えて

これまで述べてきたように，薬物療法が全盛の精神科臨床において，ショートケアは，患者に自らの病気との付き合い方への気づきを与え，今後の適切な方向性を示してくれるという大きな意義を持っていると考えます。

クリニックと精神科病院とではその役割が異なり，軽症の患者，職場や家庭での人間関係の躓きに起因する適応障害的な患者が多く受診するクリニックにおいては，ショートケアが患者の回復に大きな意義を持っています。また，鑑別の難しい精神疾患全般において，外来という限られた枠内ではなく，より多くのスタッフの視点が入るショートケアプログラムが鑑別診断という点でも有益であることを述べてきました。

Ⅰ・・・理論編

● 当院のショートケアの歴史 ……………………………………………………

2009.2	メンタルヘルス講座⇒集団精神療法として開始（月2回・1時間/1回）
2009.8	集団認知行動療法⇒毎週1回（4回で1クール） メンタルヘルス講座⇒ストレスマネジメント講座とリラクセーション講座に分けてそれぞれの内容を更に充実させていった
2009.9	CBTフォローアップ講座を開始
2009.12	グループアートセラピー（芸術療法）を開始
2010.1	コミュニケーション講座を開始
2010.3	基礎講座⇒講座数が増えたため，他講座の説明などのオリエンテーション的な講座を開設
2010.4	不安の認知行動療法講座　…うつだけでなく不安障害を対象とした集団CBTを開始
2010.9	ロールプレイ講座開始
2010.9〜	ショートケア開始準備のため，今まで行なってきた集団療法プログラム（1時間〜1時間半のもの）を3時間のプログラムに組み直した
2010.11	ショートケアスタート
2010.12	復職支援専門のプログラムのリワークプログラムがスタート
2011.3	瞑想法のプログラムを開始
2011.4	ショートケアを利用して復職した方に対するフォローアッププログラム（土曜日）を開始
2011.5	本格的な運動プログラムとしてヨガを開始
2011.7	ダイエットプログラムを開始

※以降，森田療法，音楽療法プログラムを開始しました。

第3章・・・精神科臨床におけるショートケアの位置づけ

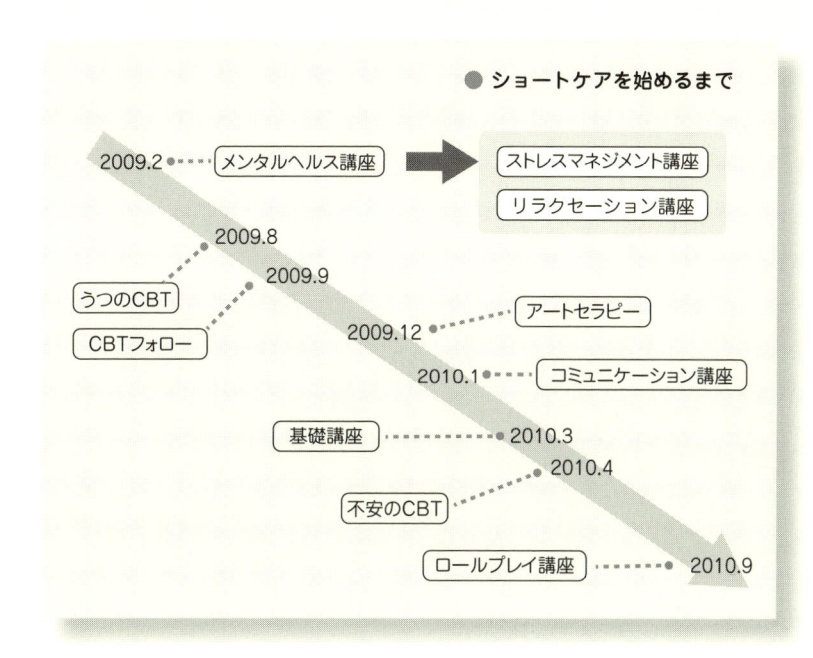

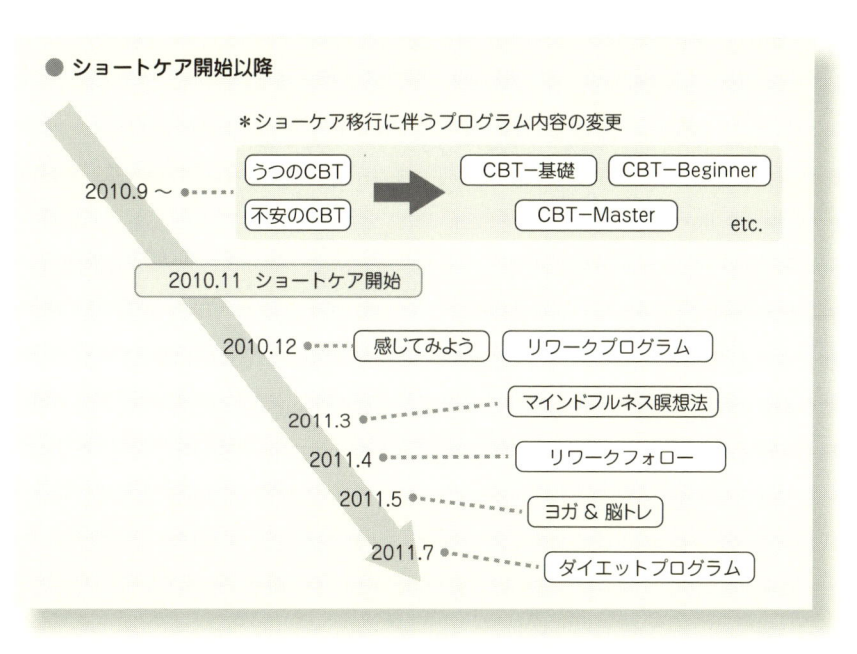

● ショートケアを始めるまで

- 2009.2 ・・・ メンタルヘルス講座 → ストレスマネジメント講座 / リラクセーション講座
- 2009.8 ・・・ うつのCBT / CBTフォロー
- 2009.9
- 2009.12 ・・・ アートセラピー
- 2010.1 ・・・ コミュニケーション講座
- 2010.3 ・・・ 基礎講座
- 2010.4 ・・・ 不安のCBT
- 2010.9 ・・・ ロールプレイ講座

● ショートケア開始以降

＊ショーケア移行に伴うプログラム内容の変更

- 2010.9〜 うつのCBT / 不安のCBT → CBT-基礎 / CBT-Beginner / CBT-Master etc.
- 2010.11 ショートケア開始
- 2010.12 ・・・ 感じてみよう / リワークプログラム
- 2011.3 ・・・ マインドフルネス瞑想法
- 2011.4 ・・・ リワークフォロー
- 2011.5 ・・・ ヨガ & 脳トレ
- 2011.7 ・・・ ダイエットプログラム

I・・・理論編

コラム1

「理論にどう形を与えていくのか？」

　着手点をどうするのか，すなわちどこからメスを入れていったほうがよいのか，その点につきるのではないでしょうか。
まずは興味をもって理論を実行してくれる精神保健福祉士，心理士，看護師，作業療法士といった専門スタッフが必要です。同時に，実施できる場所がなければできません。着手点，人，場所は大事な要素です。そして，内容はなるべくシンプルがよいと思います。

1　どんなことが患者に必要とされているのかを考える
2　上記の考えたものの中からまずやることを決める
3　見学に出かける
4　実際小規模なものから始めてみる
5　形を整えていく
6　適宜振り返り改善していくところは改善していく
7　新しい知識を吸収する
8　様々なところと連携して情報を集める

　導入時は，実施しやすいプログラムから始めることをお勧めします。集団療法について理解したうえで，実際短い時間のワークを見学して，そこからイメージをつかむことは実現に向けての大きな一歩でしょう。実際に集団療法が軌道に乗っている機関に見学に行くのもいいのではないでしょうか。当院では，上記のような手順で行い，成果を上げてきました。
興味と熱意をもって実行してくれるスタッフは，集団療法の経験があるか，ある程度詳しい人が望ましいと考えます。
　場所については，よく質問されるテーマです。クリニックを開設した当時はショートケアなどの集団療法を導入までは考えていないため，場所がないというのです。この質問に対しては，ケースバイケースであり，回答

コラム1

に窮します。私たちのクリニックでは，当初医局として使っていたスペースを分割し，ショートケアの場所として利用することとしました。元々面積が少ないクリニックなどでは，「ショートケア」としての集団療法の導入は難しいかもしれませんが，数人を対象とした集団療法でしたら，診察室程度のスペースがあれば可能だと思います。

当院では，ショートケアを始めるまでに，ショートケアよりも短時間で実施する「精神集団療法」から入っていきました。しかも，多くの患者のニーズにマッチするであろう，「ストレスマネジメント」や「リラクセーション」を導入しました。導入時のプログラムに何を選択するのかといったことも大事だと考えています。

実践していく中でスタッフ・着手点，人，場所・内容など，クリニックの実情や参加者のニーズに合うように創意工夫していくことがよいでしょう。

II … 準備編

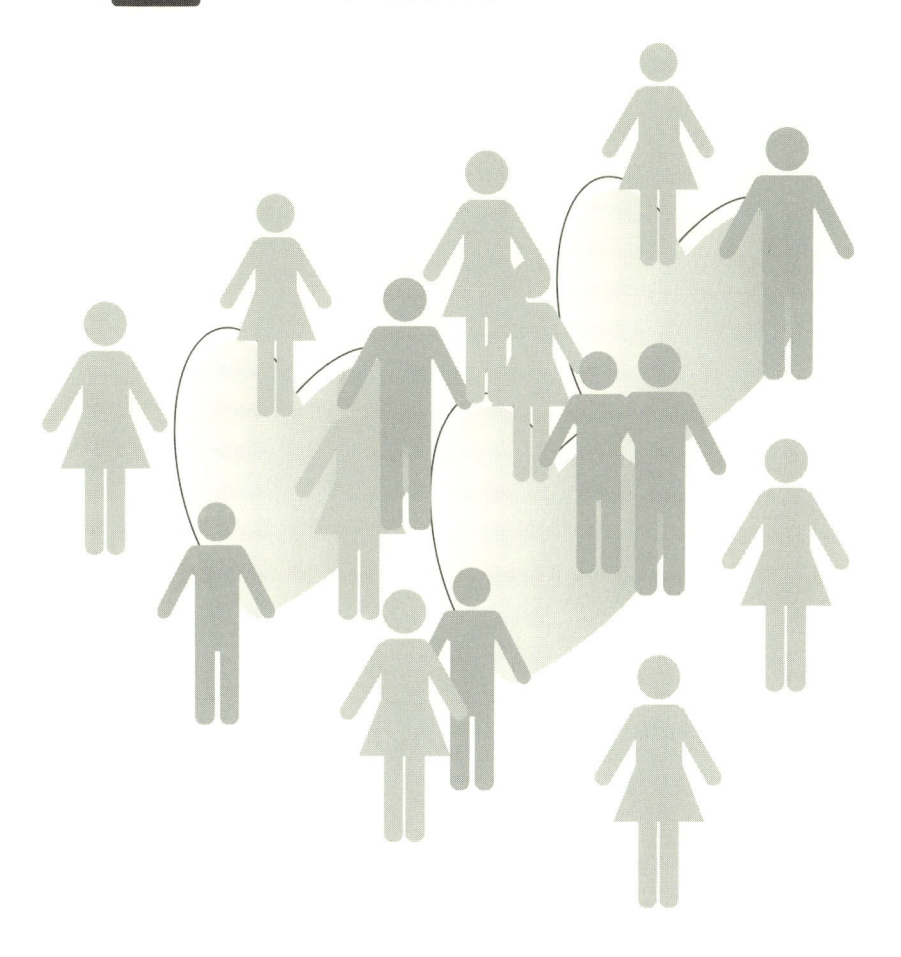

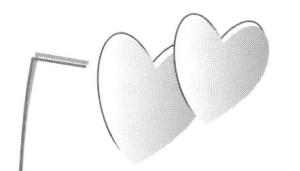

第4章 施設基準等について

1. 枠組み

　当院のように，外来のみの医療機関でリワークプログラムを実施するにあたり，通院集団精神療法，精神科ショートケア，精神科デイケア，精神科ナイトケア，精神科デイ・ナイトケアの診療報酬上の枠組みを利用することができます。
　また，有床の診療所や病院では，他に入院集団精神療法や精神科作業療法も利用することができます。

　各医療機関の特色や方針を活かし，どの枠組みの中で実施していくのか，参考までに各枠組みの特色を載せておきます。

●入院集団精神療法
　入院中の統合失調症，躁うつ病，神経症，中毒性精神障害（アルコール依存症等をいう），心因反応，児童・思春期精神疾患，パーソナリティ障害，精神症状を伴う脳器質性障害，認知症，てんかん，知的障害または心身症等に対して，一定の治療計画に基づき，言葉によるやりとり，劇の形態を用いた自己表現等の手法により，集団内の対人関係の相互作用を用いて，対人場面での不安や葛藤の除去，患者自身の精神症状・問題行動に関する自己洞察の深化，対人関係の学習等をもたらすことにより病状の改善を図る治療法。

第4章・・・施設基準等について

●通院集団精神療法
　入院外の統合失調症，躁うつ病，神経症，中毒性精神障害（アルコール依存症等をいう），心因反応，児童・思春期精神疾患，パーソナリティ障害，精神症状を伴う脳器質性障害，認知症，てんかん，知的障害または心身症等のものに対して，一定の治療計画に基づき，集団内の対人関係の相互作用を用いて，自己洞察の深化，社会適応技術の習得，対人関係の学習等をもたらすことにより病状の改善を図る治療法。

●精神科作業療法
　精神疾患を有するものの社会生活機能の回復を目的として行うもの。なお，治療上の必要がある場合には，病棟や屋外など，専用の施設以外において当該療法を実施することも可能。

●精神科ショートケア
　精神疾患を有するものの地域への復帰を支援するため，社会生活機能の回復を目的として個々の患者に応じたプログラムに従ってグループごとに治療するもの。なお，治療上の必要がある場合には，病棟や屋外など，専用の施設以外において当該療法を実施することも可能。

●精神科デイケア
　精神疾患を有するものの社会生活機能の回復を目的として個々の患者に応じたプログラムに従ってグループごとに治療するもの。なお，治療上の必要がある場合には，病棟や屋外など，専用の施設以外において当該療法を実施することも可能。

●精神科ナイトケア
　精神疾患を有するものの社会生活機能の回復を目的として行うものであり，その開始時間は午後4時以降。なお，治療上の必要がある場合には，病棟や屋外など，専用の施設以外において当該療法を実施することも可能。

●精神科デイ・ナイトケア
　精神疾患を有するものの社会生活機能の回復を目的として行うもの。なお，治療上の必要がある場合には，病棟や屋外など，専用の施設以外において当該療法を実施することも可能。

Ⅱ···準備編

　いくつかの診療報酬上の枠組みの中で，当院は，通院集団精神療法を経て，精神科ショートケア（小規模）を選択しました。施設面積や人員数，実施時間などの制度的基準を満たしやすく，比較的導入しやすい精神科ショートケアは，平成18年度からスタートした新しい枠組みです。
　就労に力を入れて行いたい場合には，この他にも，自立支援法における就労系の障害者サービス（就労移行支援事業など）も検討できます。これらの事業は福祉サービスであり，医療サービスとは違います。参考までに，各事業の概要を載せておきます（表4-1）。
　就労移行支援事業には，一般就労への定着支援に効果を上げているか，一般就労への移行実績があるか等の評価によって加算や減算があり，就労継続支援A型B型(厚生労働省ホームページ参照)にも重度者支援体制加算等があるなど，実績に応じた評価により事業所への報酬が決定されます。また，自立支援法内での事業であるため，精神障害者以外にも知的障害者や身体障害者も対象になります。
　当院のショートケアの特色は，リワークを目的とした利用者以外にも対人関係スキルを上げたい，ストレス対処法を学びたい，認知行動療法（CBT）を受けたい等のリワーク以外の目的での利用者が多く参加されています。就労目的以外の参加希望者にも門戸を広げ，精神障害者に特化したプログラムを行いたい，当院がショートケアを選択した理由の1つです。

2．診療報酬点数，人員配置，実施時間等

　次に，診療報酬上の枠組みについて，簡単に各算定基準別で表4-2に示しました。表には載せていない細かな規定がありますのでご注意ください。また，診療報酬点数などは改正がありますので，新たに始める際には，その時点での診療報酬算定基準，算定点数をお調べください。
　また，外来で行われるものについては，自立支援医療（精神通院）の適用となります。

第4章・・・施設基準等について

表4-1 各事業の概要

	就労移行支援事業	就労継続支援A型事業	就労継続支援B型事業
事業概要	就労を希望する65歳未満の障碍者で，通常の事業所に雇用されることが可能と見込まれる者に対して，①生産活動，職場体験等の活動の機会を提供その他の就労に必要な知識及びの工場のために必要な訓練，②求職に関する支援，③その適性に応じた職場の開拓，④就職後における職場への定着のために必要な相談等の支援を行う。	通常の事業所に雇用されることが困難であり，雇用契約に基づく就労が可能である者に対して，雇用契約の締結等による就労の機会の提供及び生産活動の機会の提供その他の就労に必要な知識及び能力の向上のために必要な訓練等の支援を行う。	通常の事業所に雇用されることが困難であり，雇用契約に基づく就労が困難である者に対して，就労の機会の提供及び生産活動の機会の提供その他の就労に必要な知識及び能力の向上のために必要な訓練その他の必要な支援を行う。
利用期間	2年 (最大1年間の更新可能)	制限なし	制限なし
対象者	① 企業等への就労を希望する者 ② 技術を習得し，採択で就労・起業を希望する者	① 就労移行支援事業を利用したが，企業等の雇用に結びつかなかった者 ② 特別支援学校を卒業して就職活動を行ったが，企業等の雇用に結びつかなかった者 ③ 企業等を離職した者等就労経験がある者で，現に雇用関係の状態にない者	① 就労経験がある者であって，年齢や体力の面で一般企業に雇用されることが困難となった者 ② 就労移行支援事業を利用した結果，本事業利用が適当と判断された者 ③ ①，②に該当しないもので，50歳に達している者，又は障害基礎年金1級受給者 ④ ①，②，③に該当しない者で，協議会等からの意見を徴すること等により，市町村が判断した者
報酬単価	742単位 (平成24年4月〜) 利用定員が21人以上40人以下の場合	522単位 (平成24年4月〜)	522単位 (平成24年4月〜)

Ⅱ···準備編

表 4-2 診療報酬算定基準

			時間	実施上限日数	点数/日	加算	従事者計	従事者内訳					人数限度	施設面積	患者1人当たり *2
								精神科医	ケア経験看護師	作業療法士	臨床心理技術者等	精神保健福祉士	看護師			
精神科ショートケア	小規模		3時間	週5日	275点	早期加算 20点	2人	1	○ ○ ○ 1 *1					20人	30㎡以上	3.0㎡
	大規模	a			330点		4人	1	○ 1	○	○		1	50人	60㎡以上	4.0㎡
		b					6人	a＋精神科医師1人及びaに規定する医師以外の従業者1人						70人		
精神科デイケア	小規模		6時間	週5日	590点	早期加算 20点	3人	1	○ ○ ○ 1				1	30人	40㎡以上	3.3㎡
	大規模	a			700点		4人	1	○ 1	○	○		1	50人	60㎡以上	4.0㎡
		b					6人	a＋精神科医師1人及びaに規定する医師以外の従業者1人						70人		
精神科ナイトケア *3			4時間	週5日	540点	早期加算 20点	3人	1	○ ○ ○ 1				1	20人	40㎡以上	3.3㎡
精神科デイ・ナイトケア *4		a	10時間	週5日	1000点	早期加算 20点	疾患別等診療計画加算 40点 *5	3人	1	○ 1	○	○		1 *6	30人	40㎡以上 *8	3.3㎡
		b						4人	1	○ 1	○	○	1 *7	1	50人		
		c						6人	b＋医師以外の従業者2人						70人		
入院集団精神療法			1時間以上	6月に限って週2回	100点		2人以上				○		○	15人		
通院集団精神療法			1時間以上	6月に限って週2回	270点		2人以上	1			○		○	10人		
精神科作業療法			2時間		220点		2人以上			1				50人 *9	50㎡以上	*10

＊1] 表示は ○ 内のいずれかの職種人数
＊2 従事者計に対する患者数
＊3 午後4時以降開始
＊4 デイケアとナイトケアを同一日に行った場合はデイ・ナイトケアを算定
    また，同一時間帯にデイケアとナイトケアを混在して実施してはならない
＊5 他職種が共同して疾患等に応じた診療計画を作成して行った場合のみに加算
＊6 准看護師でもよい
＊7 栄養士も含む
＊8 調理施設を有することが望ましい
＊9 作業療法士1人当たり概ね25人を1単位とし，1人の作業療法士の取り扱い患者数は1日2単位50人以内を標準
＊10 必要な専用の器械・器具を対象患者の状態と当該療法の目的に応じて具備すること

3. 届け出について

　精神科ショートケア，精神科デイケア，精神科ナイトケア，精神科デイ・ナイトケア，精神科作業療法を始める際には，診療報酬の算定の原則として，厚生労働大臣が定める施設基準に適合しているものとして地方厚生局長等（保険医療機関が所在する都道府県を管轄する事務所（厚生局本局所在地にあっては指導監査課））に届け出た医療機関において行われる場合に算定する，とされています。また，精神科ショートケア，精神科デイケアの各大規模なものは，疾患等に応じた診療計画を作成して行われる場合に算定する，との決まりもあります。

　必要書類（指定された用紙）には，施設基準に関わる届出添付資料（従事者数や専用施設の面積等を記載する。当該治療が行われる専用施設の配置図および平面図を添付）や勤務する従事者名簿，各施設基準通知に今回届出・既届出をチェックする表等があります。書式については，厚生局のホームページから入手することができます。

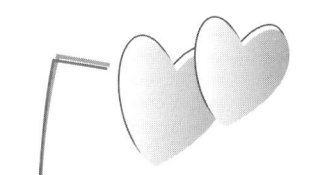

第5章 プログラムの組み立て

　クリニックで集団療法を実施しようと思った場合，実施形態は4章でご説明したように様々あります。どのような形態であっても「限られた時間の中でどのようなプログラムを提供するか」は非常に重要になるでしょう。しかし，これから初めて集団療法を実施しようと思っている方は，「プログラムを作るには何から始めればいいのだろう？」と疑問に思うのではないでしょうか？　そのため，この章では，当院のショートケア実践の中から，プログラム作成で重要と感じたポイントをお伝えしたいと思います。

1. まず何から始めるか

　プログラムは，患者の治療・再発予防の助けとなるよう，また患者がより良い生活を送る助けとなるように実施します。そのため患者の役に立つのはどのようなプログラムなのか，まずは情報収集することがいいでしょう。

(1) 書籍・研修
　情報収集を行ううえでは，書籍を読む，研修・学会に参加することは非常に効果的です。認知行動療法に関しては集団実施用の書籍も出版されていますし，SST（ソーシャルスキルトレーニング）やアサーショントレーニングの書籍もあります。また医療以外の分野では，集団実践を念頭においている社員研修

や学校教育の書籍にも非常に参考になるものが多くあります。研修や学会では，幅広く情報を得ることができたり，具体的な教示，実施方法を体験できたりすることもありますので，こちらも非常に参考になります。

(2) ニーズ調査

また，実際に関わっている患者たちにニーズを聴いてみるのもプログラムを作るうえでは重要な情報となるでしょう。当院で作ったプログラムもスタッフ側からみて患者たちに必要と判断したものもあれば，患者たちの要望を現実に擦り合わせて作り上げたプログラムもあります。

(3) 実施施設の見学

実際に実施している施設の見学に行くことも，情報収集には非常に有効です。書籍や研修でも学べることは多いですが，実際に実施している側の視点に立って集団を観ることで，いろいろなことが学べます。更にプログラムだけではなく，プログラム実施後の流れや，スタッフの具体的な業務も知ることができるので大変参考になります。

2. 実際にプログラムをつくる

どのようなプログラムを提供するのかある程度イメージが整ってきたら，実際にプログラムを作っていきます。プログラム作成時には「実施施設に合わせた調整」が必要でしょう。また当院では，プログラム作成者以外のスタッフと連携を取りやすくするため「企画書の作成」を行い，実施前には他のスタッフと「進行の確認やプログラムの調整」を行っています。

(1) 実施施設に合わせた調整

書籍や研修で学んだやり方をそのまま実施してもいいかもしれませんが，ショートケアで実施するなら3時間のプログラムを計画する必要がありますし，集団療法で実施するなら1時間以上のプログラムを考える必要があります。時間配分やプログラム構成などは，集団療法の効果を大きく損なわない程度であ

れば，分割したり組み合せたりして，アレンジすることも良いと思われます。当院においても，コミュニケーションに関するプログラムとリラクセーションに関するプログラムを組み合せて，3時間のプログラムとして実施しているものがあります。

(2) 企画書の作成

プログラムの運営には，作成者以外のスタッフも関わることになります。そのため，プログラムについての情報は，スタッフ間で共有することが望ましいでしょう。当院ではプログラム作成にあたり，作成者は「企画書」を作成しています。この企画書には「プログラムの目的」「プログラム中の進行スケジュール」「参加者の観察ポイント」などが記載されています。

①プログラムの目的

プログラムを作成する際には，実施目的を明確にし，それを企画書に記入しています。「プログラムではどのような事が学べるのか」，「プログラムを通して患者にどのような効果が期待できるのか」，「どのようなニーズを持った患者に適当なプログラムなのか」などを明確にしておくことが重要です。プログラムを医療機関で実施する場合，患者にプログラムへの参加を勧めるのはプログラム作成者だけではありません。例えば主治医は診察の中で勧めます。プログラムがどのような効果を持っているかを明らかにしておくと，主治医も他のスタッフも患者に勧めやすくなります。そのため，企画書では，プログラムの実施目的，ねらい，期待される効果などを明確にしておくとよいでしょう。

②進行スケジュール

どの工程にどのくらい時間をかけるのか，ある程度タイムスケジュールを企画書に記入しておくと，実施当日の運営がしやすくなります。スケジュールを作成することによって，プログラムの流れをイメージしやすくなりますし，実施の際には，予定より遅れていれば説明を省く，早過ぎればワークの時間を少し長めにするなどして，実施時間の調節をすることもできます。また，諸事情で作成者がプログラムを実施できない場合は，代理のスタッフが運営を担当する場合があるかもしれません。その時は進行スケジュールがあると引き継ぎがしやすくなります。

第5章・・・プログラムの組み立て

③参加者の観察ポイント

　参加者の観察できる側面はすべてのプログラムで共通しているわけではありません（観察ポイントについては9章4.でも説明しています）。作成したプログラムでは参加者のどのような側面が観察できそうなのか，ある程度予想して企画書に記入しておくとよいでしょう。当院の場合，プログラム実施中は，作成者以外のスタッフも参加者の様子を観察します。そのため，観察ポイントを予め企画書に記入し，スタッフ間で共有しておくことで，より見落としが少なくなります。

(3) 実施前の進行の確認・調整

　実際に企画書を作っても，記載した予定通りにスムーズに進行するかはわかりません。実施してみなければわからない面も確かにあるのですが，確認できる箇所は事前にスタッフで試験的に実施し，確認するとよいでしょう。ワークの教示がわかりやすいか，設定した時間内に課題を終えられるかなどはプログラム作成者以外のスタッフに手伝ってもらうなどして，確認・調整をすることをお勧めします。

　またプログラム開始までの間に，プログラムの運営に関わるスタッフ間でミーティングを行うこともお勧めです。プログラムの内容を他のスタッフも把握しておくことで，スムーズなサポートをもらうことができるでしょう。

3. プログラムの充実のために

　プログラムを充実させていくためには，その質を上げていくことが重要です。同時にプログラムの種類を増やしていくことも非常に重要になるでしょう。

(1) プログラムの質を高める

　プログラムの質を高めていくためには，実施後に振り返りを行い，プログラムの中で上手くいかなかった部分を点検することが重要です。当院ではプログラムを運営したリーダーが，グループ記録という報告書兼振り返りのシートを記入しています（このシートについては9章3節で説明します）。実施前に入

念に企画を立てても，スタッフ間で試験的に実施してみても，実施するとうまく行かない部分が出てきます。繰り返し実施する中で，気になったポイントを，少しずつ改善していくことが，プログラムの質を高めることにつながるのではないかと思います。

また，同じようにプログラムを行ったのに前回はうまくいき，今回はうまくいかなかったということも生まれます。プログラムの参加者はいつも同じメンバーであるとは限らず，グループの質は変化します。実施に慣れてきたら，グループの理解度に合わせて実施スピードを調節したり，緊張感の高いメンバーが多ければアイスブレイクを加えたりなど，参加者に合わせて実施を柔軟に変化させていくことも，必要になってくるかもしれません。

(2) プログラムの兼ね合いを考える

各プログラムを充実させることも必要ですが，提供するプログラムの種類を増やすことで，総合的にプログラムを充実させていく視点も重要でしょう。多彩なプログラムを提供できることは強みではないかと感じます。

例えば同じような悩みや症状を抱えていても，認知行動療法の説明が合う人もいれば，森田療法の説明がしっくりくるという人もいます。プログラムの種類が増えれば，特定の療法では効果が得られなかった方に別の道を示せる可能性が生まれます。

またいろいろなプログラムに参加することで，様々な考えを取り入れて思考が柔軟になったり，ストレスコーピングの種類が増えたりと相加効果が現れる方もいます。同時にプログラムが互いに影響を及ぼし，相乗効果をもたらしている印象も受けます。例えば，「認知行動療法の説明を聞いていたから，森田療法の説明がすんなり入った」という患者の感想がありました。

プログラムの種類を増やしていくにあたり，上記のような兼ね合いを考えられるといいかもしれません。既存のプログラムにはない効果を狙っているプログラムを立ち上げたり，既存のプログラムの効果を更に高めるようなプログラムを考えたりすることで，より全体が充実していくと考えられます。

以上，簡単ではありますが，プログラムを組み立てていく際の注意点をご説明しました。ただ，説明するのは簡単なのですが，プログラム1つを作り上げ

第 5 章・・・プログラムの組み立て

ていくのは非常に大変な作業です。個人クリニックの場合，プログラムを作るスタッフは，プログラム作成以外の業務もあるでしょう。プログラムの作成の際には十分な期間と時間をとり，充実も少しずつ行っていくことがお勧めです。1人ですべてを行うのは非常に難しい作業でもありますので，スタッフで分担をしたり，相談をしたりしながらプログラムを作っていくとよいでしょう。

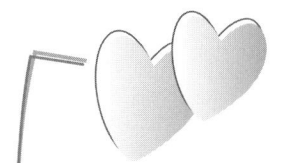

第6章 ショートケアの実施に必要な環境整備について

1. 実施に必要な設備

　診療報酬に定められた精神科ショートケアの施設については，精神科ショートケアを行うにふさわしい専用の施設とされています。先にも触れましたが，広さは30㎡以上，患者1人当たりの面積は3.3㎡とすることが定められています。

　「ショートケアを行うにふさわしい」という部分には，特別の定めはありません。集団で活動できる広さは確保されているわけですから，その他には活動に必要なテーブルや椅子などの備品を揃え，空調・トイレなどが整っていることが必要でしょう。予定しているプログラムの内容によっては，給湯スペースなどがあってもいいかもしれません。

　また，診療所の雰囲気（例えば"アットホーム""都会的でクール"など）に依拠した空間づくりをされますと，診療所との一体感が出るのではないでしょうか。

2. 実施に必要な備品

　ショートケアではプログラムで使用する物品は保険医療機関の負担となるという規定以外は診療報酬上の定めはないため，プログラムで使用する最低限の備品から揃えていきます。

第6章・・・ショートケアの実施に必要な環境整備について

　当院では通院集団精神療法で使用していた備品をそのまま使用していますが，ショートケア開始時に揃えた（揃っていた）備品を表6-1に示します。
　資料の提示を配布資料・ホワイトボードへの板書のみにすれば，プロジェクター類は不要かもしれません。
　プログラムの種類が増えるにしたがって，必要な備品・物品が増えてきます。当院で徐々に揃えていった備品・物品を表6-2に示します。
　準備する物品が多いのは創作系のプログラムです。準備にあまり時間をかけ

表6-1　開始時に揃えた備品

テーブル・椅子など	3人掛けの長机：8個 椅子　グリーン・オレンジ：30脚 本棚（医局で使用していたもの）
パソコン・周辺機器	ノートパソコン（プレゼンテーション・記録用） ロールスクリーン プロジェクター デジタルカメラ（板書や作品の記録用）
事務用品・文房具	筆記用具（スタッフ用・参加者貸し出し用）・はさみ クリアファイル（個人ファイル用） 紙ファイル（個人記録用） ホワイトボード・ホワイトボード用ペン 美術用品：サインペン・クレヨン・折り紙・画用紙

表6-2　徐々に揃えていった備品

OA機器など	コピー機 ノートパソコン（医事コンピューター） ラミネーター
事務用品・文房具	ヨガマット クリスマスツリー ピアノ アロマオイル・ディフューザー ボウル（手浴用） 習字用具：毛筆用筆・半紙・下敷き・墨 絵画用具：水彩画用筆・絵の具・色画用紙・パステル カッター

Ⅱ・・・準備編

られないうちは実施が難しいと思われるかもしれません。しかし，創作系のプログラムは，企画・実施ともにとても有意義で楽しく，普段のプログラムでは得られない参加者の様子を垣間見ることができるプログラムなので，ぜひ実施されることをお勧めします。

コラム2 「あおいクリニックの環境づくり」

　あおいクリニックでは，外来診療を行うスペースの上階にショートケア専用のスペースを設けました。2009年6月から2010年9月まで行っていた通院集団精神療法で使用していたスペースと同じ場所ですが，設置基準に符合するようにスペースの拡張を行いました。また，個別面接などを行うことを見越し，5平方メートル（3畳分程度）の個室スペースを増設しました。スペースをつくる・区切るというと，大きな改装工事をイメージするかもしれませんが，当院では様々な形にフレキシブルに対応できるよう，パーテーションで区切っています。

　外来診察スペースは，目に優しい落ち着いた色調で統一し，リラックスできるような空間です。ショートケアのスペースも同様な雰囲気をつくりたいと考えました。しかしながら，蛍光灯・ブラインド・天井や床は，「ザ・事務所」という雰囲気。したがって，椅子やパーテーションなどの備品の色や配置などで整えていく必要がありました。そこで，椅子はグリーンとオレンジ，パーテーションもオレンジという明るい色を選びました。本棚の上にはグリーンガーデンをモチーフとしたテーブルクロスをかけ，アロマポットを用意しました。また，パーテーションはマグネットでい

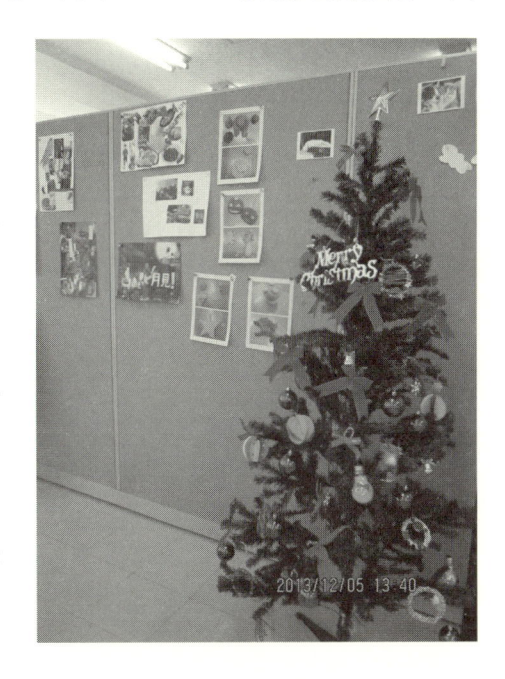

Ⅱ・・・準備編

ろいろなものを掲示できるタイプにし，ショートケアの予定やプログラムのポスターなどのお知らせを掲示したり，アートセラピーの作品を飾ったりして，なるべく殺風景にならないようにしています。グリーンがあるだけでスペースの雰囲気が変わります。私たちのショートケアのスペースにも観葉植物や季節の鉢植えを置きましたが，お恥ずかしい話ですが，手入れが行き届かなかったためか枯れてしまいました。今後再チャレンジするつもりです。

　実際のところは，プログラム進行やショートケアの運営にどうしてもエネルギーを使ってしまい，スペースづくりはまだまだ発展途上です。今後も参加者の皆さんと一緒に過ごしやすいスペースを考え，実践していきたいと思っています。

Ⅲ… 実施編

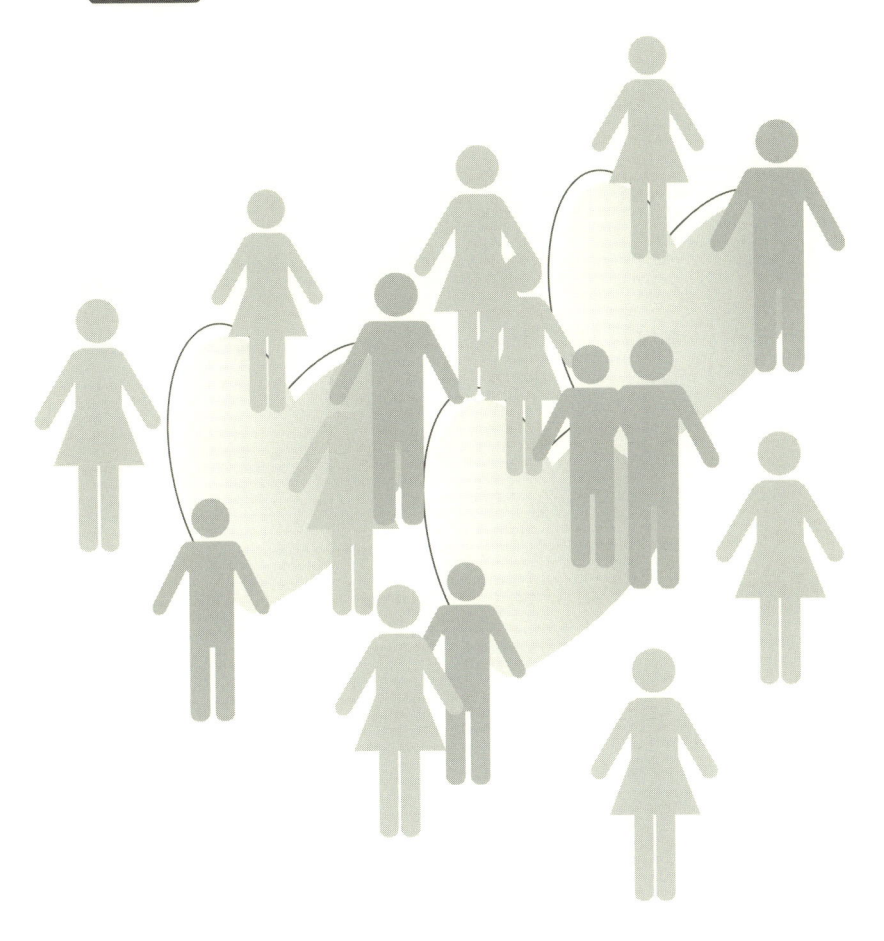

第7章　院内対応

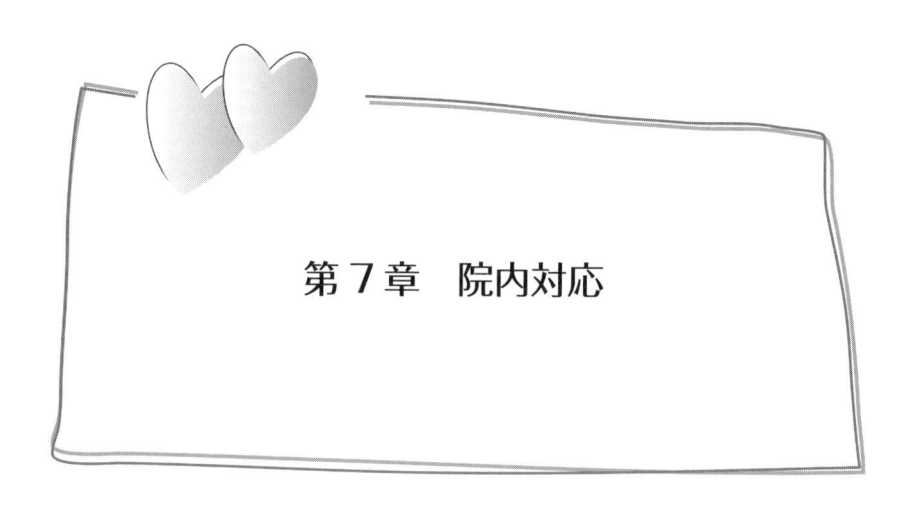

1. 参加対象者について

　当院においては，特に疾患によって限定していません。当院に通院中の患者で集団適応がある程度可能な方，3時間のプログラムでも大丈夫な方であれば参加可能です。

　診察時に病名と重症度，集団適応性，本人の理解度などを検討して，本人の希望，すでに参加している患者の構成，受け入れのキャパシティーを判断して，ショートケアへの参加を決めます。病名で決めるというよりも，何に困っているか，何を改善したいのかといった視点を中心に検討します。主治医はショートケアの処方箋を発行してそれからショートケアは始まります。主治医の処方箋には，利用目的，注意点など申し送られます。終了も主治医と話して決めます。

　本人のその治療で良くしていこうという治療意欲は何より必要です。周囲がどうしてもやってほしいと思っていても，本人にそのつもりがないと，うまくいかないケースが多いのです。本人の主体的な意志が必要なのです。

　また，リワーク目的の人に限定していないのも特徴です。同様に就労目的にも限定していません。

2. 利用形態

そのような参加形態のため，各患者に沿った，様々な利用方法が考えられます。

例えば休職中で，職場復帰に向けての利用を考えている方には，生活リズムを整えたり，対人交流のリハビリのため，すべてのプログラムへの参加が推奨されますし，体調にまだ不安があったり，対人緊張が強く，集団がやや苦手な方の場合は，まずは負荷が低いプログラムから徐々に慣らして参加していく形を取ることもできます。また，認知行動療法などの特定の療法を学びたいという方には，対象となるプログラムのみ参加するという形も取れます。

このように患者それぞれのニーズに沿った，柔軟な参加ができることも，当院のプログラムの特徴かと思われます。

例	状況	対応
例①	現在休職中だが，体調も落ち着いてきたので，職場復帰に向けて生活を整えていきたい。	すべてのプログラムに参加
例②	プログラムの内容に興味はあるのだけれども，人前での緊張が強く，集団は苦手である。	まずは負荷の低いプログラム（アートセラピー・リラクセーションetc.）から
例③	現在仕事には行っているが，マイナス思考に陥りやすいのでなんとか対策を立てたい。	認知行動療法や，特定のプログラムのみ参加

図7-1　ショートケアの利用方法

Ⅲ・・・実施編

表 7-1　参加形態の特徴

● 利用方法
自分なりの目標・目的を持って，主体的に参加することを重視しているので，希望するプログラムに自由に何回でも参加ができます。
● 対象者
利用目的や傷病名で参加を限定しておらず，当院を受診されている方で，集団適応がある程度可能と見られる方なら，だれでも参加が可能。

---

3. 参加形態の特徴

　これらプログラムを実施していく中で，当院では参加形態に少し特徴があります。それはプログラムを患者が自ら選び，主体的に参加していただく形式をとっていることです。そのため，患者が，個々の状態に合わせ，希望するプログラムに何度でも自由に参加できるので，より継続してグループに参加しやすい形になっております。同時に一時的に症状が悪化し，継続が難しくなった人でも，再び参加しやすい形になっております。利用する対象者も特に傷病名や年齢，現在の就労状況などでは限定しておらず，当院を受診されている方で，集団での活動に適応可能だと主治医が判断すれば，参加が可能としています。

4. ショートケア参加のメリット

　また，集団としての効果ももちろんですが，ショートケアへの参加，プログラム内容の学習を通して身につくこともたくさんあります。
　例えば，3時間の負荷のあるプログラムを受けることによる基礎体力の向上や，定期的に同じ場所に通所することによる生活リズムの改善，各プログラムでセルフ・コントロールスキルを身につけることにより，ストレス対処がしやすくなり，社会や他者と積極的に関わる力を養うことなども期待されます。

表7-2 ショートケアで身につくこと（一例）

基礎体力	・疲れを残さず毎日生活できるように
	・過度な負荷をかけ徐々に体力がつく
生活リズム	・規則正しい起床時間と就寝時間
	・定期的にかよう事によるリズム作り
セルフ・コントロールスキル	・ストレス対処の技術を身につける
	・病状に合わせた対応方法を身につける
積極性スキル	・自己表現力 / 自己主張スキルを身につける
	・社会 / 他者と積極的に関わる意欲や力

第8章 参加までの流れ

　この章では，患者のショートケア参加が決定してから，実際の参加までの流れの中で，主治医・スタッフ・患者がどのように動くのか，現在あおいクリニックのショートケアで実施していることを紹介します。全体の流れは図 8-1 をご覧ください。

1. 参加決定時

　ショートケアへの参加は患者と主治医の話し合いを通して決定されます。参加対象の条件は前章で説明した通り，当院に受診されていることと，集団への適応がある程度可能と医師に判断されていることです。当院では傷病名や就労状況で参加者を限定していないため，様々な背景を持った患者がショートケアを利用することとなり，その利用目的も様々な種類があります。主治医は診察の中で，患者にどのようなプログラムが必要で，どのようにショートケアを利用していくことが適当なのかを，患者と話し合います。患者のニーズも把握しつつ，医療的に必要なプログラムを勧めていきます。患者の参加が決定したところで，医師はショートケアスタッフに向けて指示箋（図 8-2）を発行します。

第8章・・・参加までの流れ

図8-1 参加までの流れ（全体像）

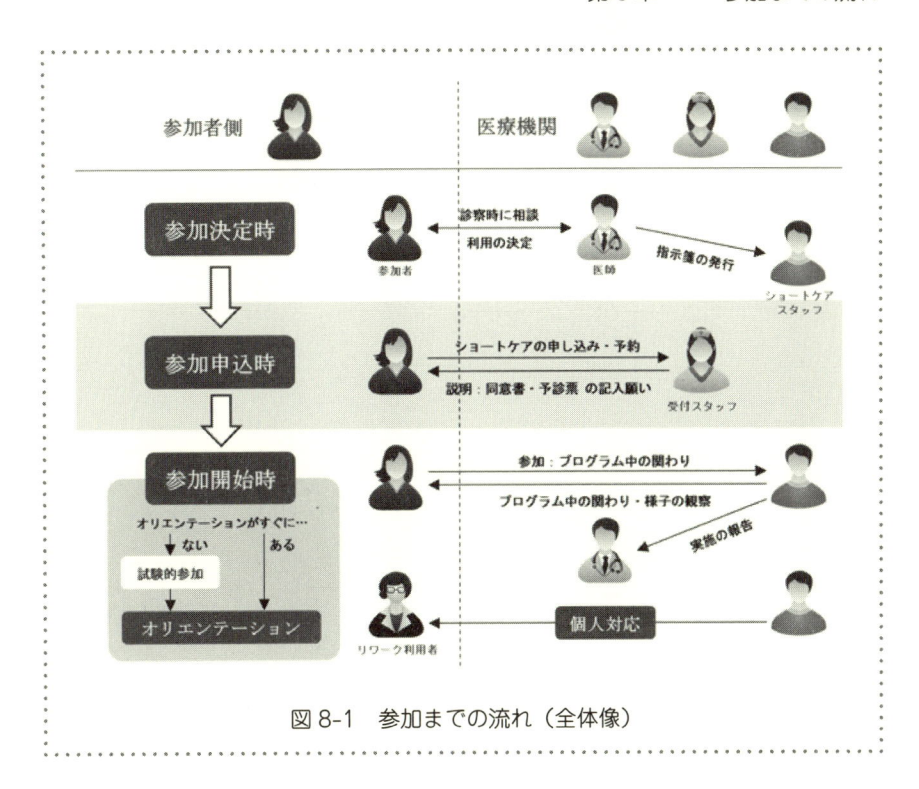

（1）指示箋

　ショートケアは医療行為ですので，医師の指示の下に行う必要があります。また集団療法を担当するスタッフと医師とが情報を共有するためにも，指示箋は非常に重要な役割を担います。当院では指示箋に以下の項目を入れています（図8-2）。

　①参加者の基本情報（氏名・生年月日・年齢・性別・病名・就労状況など）
　②ショートケアの利用目的
　③備考（復職期限，関わり上での注意，観察ポイントなど）

　利用目的は医療機関が提供するプログラムの種類によって，左右されると思われます。当院の場合，利用目的の項目は「生活リズムの改善」「コミュニケ

Ⅲ・・・実施編

指示箋
精神科ショートケア

フリガナ		主治医	
氏名			
生年月日	年　月　日（　歳）		
診断名			
就労状況	☐ 休職中　　☐ 無職　　☐ その他 [　　　　　]		
利用目的	☐ 生活リズムの改善と質の向上 ☐ 自己管理のためのスキル習得 ☐ 対人関係の不安軽減とコミュニケーションスキルの習得 ☐ 作業能力・集中力の改善 ☐ 就労準備 ☐ その他 [　　　　　　　　　　　　]		
特記事項			

平成　　年　　月　　日

㊞

図8-2　指示箋

ーションスキルの習得」「自己管理のためのスキル取得」「就労準備」などになっており，医師がチェック式で指示できるようにしています。これらの項目は当院で実施しているプログラムの目的に対応させています。プログラムのそれぞれの目的については10章で詳しく説明します。

　備考欄には対象となる患者の対応に，必要だと思われる情報を記入しています。例えば，男性恐怖のある患者の場合には，男性スタッフに対し，関わりを慎重にするよう指示を記入しますし，また発達障害が疑われる患者の場合には，診察面ではみられない集団場面での行動を見てほしいという指示もあります。双極性障害が疑われる患者の場合は，集団内での態度や病状の波を注意してみるよう指示が出ることもあります。対応のポイント以外でも，例えば復職を目指している方の場合は復帰の期限など，患者の置かれている状況を補足情報として記入することもあります。

2. 参加申し込み時

　ショートケアへ参加が決定した患者は，診察後にクリニック受付にて参加希望のプログラムを予約することになります。この際，受付スタッフは患者に対して，参加当日の流れなど，簡単な説明をします。同時に患者に対し，「参加同意書」と「ショートケア予診票」の記入もお願いしています。

(1) 参加同意書
　同意書では，主に「参加のルール」や「個人情報の取扱」についての項目を記載しています。ショートケアは集団療法ですので，集団の特性が治療効果に大きく影響を及ぼします。そのため，集団のルールを定め，守っていただけるよう，患者に予めご了解いただいています。またショートケア中に得られた患者の情報を，その方のより良い治療と支援につなげるため，集団守秘義務や他機関との連携についても，予め同意をいただいています。

○参加のルール
①体調にあわせて無理をせず参加すること。

Ⅲ・・・実施編

　自分自身の体調をモニタリングし，無理のない参加をするようにお願いしています。また参加中に気分が悪くなってしまった場合は，早退・休憩・診察への切り替えも可能な旨を伝えています。
②**プログラムへ遅刻欠席する時はクリニックに連絡を入れること。**
　9章でも説明していますが，プログラムの参加は予約制を取っています。プログラムへの遅刻・欠席をする場合には，事前に患者からクリニックまで連絡を入れていただくようお願いしています。特にリワーク利用者の場合は，会社で仕事をする心持ちで通っていただくことをお願いしていますので，連絡を義務づけ，連絡の有無を復職基準の参考にしています。
③**参加者同士の個人的な交流については自己責任であること。**
　患者が何度もショートケアに参加していると，参加者同士で仲が深まり，連絡先を交換して，院外での個人的な交流を持つことがあります。個人的な交流は患者が互いに支えあい，治療に効果的に働くこともありますが，逆にトラブルに発展してしまうことも有ります。集団療法を実施している多くの施設でも，利用者間の個人交流によるトラブルは発生しています。院外のトラブルによって集団の機能に影響を及ぼしたため，個人的な交流を禁止している施設もあれば，特に制限を設けない施設もあります。この個人的な交流をどうするかは，集団療法を実施する施設が，実施形態，参加者の属性などから総合的に判断すると良いでしょう。当院の場合は，特に個人的な交流は禁止せず，院外で起こったことは自己責任であるという立場をとり，その旨を同意書に記載しております。ただし，自己責任ではあるものの，問題が生じた場合にはスタッフに相談したり，プログラム内で取り上げたりすることもあります。
〇**個人情報の取扱い**
①**ショートケア内で得られた各個人に関する情報は，ショートケア内でとどめておくこと。**
　ショートケア内では，参加者同士のグループで話し合う場面が多く，そこでは患者の個人情報が話されることもあります。そのため，得られた個人情報はショートケア内でとどめておき，外部で安易に個人的な情報を話さないことを，お願いしています。
②**当院ではショートケア内で得られた個人情報（参加の様子等）はスタッフ間で共**

第 8 章・・・参加までの流れ

有をするものの，原則として院内にとどめておくこと。ただ，緊急時や復職希望者などの関係機関との連携が必要な場合は，その限りではないこと。

ショートケア中の参加者の様子は文章や口頭による報告で主治医に伝え，カルテ記載となります。参加者の様子を観察する具体的なポイントなどは次章で紹介します。得られた参加者の情報は，今後の治療や支援に役立てるため，院内のスタッフで管理・共有させていただく，集団守秘義務の立場を，同意書にて説明しています。ただし緊急時には関連機関と情報共有を行うことも説明しています。具体的に言えば，他院との連携の必要となる入院時の場合や，参加の様子などの情報を復職判定や上司面談に役立たせる職場復帰時などがあたります。

③ **プログラム内で行った心理検査等の内容に関しては必要に応じて参加者各個人にフィードバックをし，主治医にも報告すること。また個人が特定されないように配慮したうえで，データを今後のプログラムの発展や研究に利用すること。**

プログラム内では多くの心理検査を実施します。具体的には医師の指示のもと POMS, SDS, GHQ, QOL, TEG, STAI, 内田クレペリン検査などが実施されます。それらの心理検査は参加者にフィードバックをし，検査によっては点数をグラフにつけ，定期的にその移り変わりがわかるようにしている検査もあります。今後プログラムの効果研究などで使用することもあるため，同意書内では予めこの文を明記しています。

(2) ショートケア予診票

当院では外来初診時にも予診票をとっていますが，ショートケア参加時にも異なるタイプの予診票をとっています。ショートケアスタッフが，参加する各個人の参加目的や状態を詳しく把握し，スタッフ同士，スタッフ参加者間で情報共有をすることが目的です。項目としては

①現在の困り事（自由記述）
②ショートケア参加の目的（指示箋の項目と一致＋一部自由記述）
③現在の症状（選択式＋一部自由記述）
④家庭環境について（サポートの確認とストレス事項の把握）

Ⅲ···実施編

　⑤生活状態について（睡眠・食事・日中の活動・服薬・他者交流）
　⑥就労状況について（選択式＋職に付いている場合：職業と業務内容）
　　※休職中の場合：休職回数／復職予定日／休職期間の期限なども。
　⑦ショートケアに関する質問（自由記述）

などを記入していただいています。記入が難しい方や，個人的にフォローが必要な方の場合は，面談形式で実施することもあります。

3. 参加開始時

　プログラム当日，ショートケアに参加する患者は，外来受付には寄らず，直接ショートケアフロアに来て受付を済ませます。受付時に，その日のプログラムで使用する資料を取り，その後は自由に席についていただきます。プログラム開始までの間には，参加記録シート（図8-3）や活動グラフの記入をしていただき，場合によっては心理検査などをやっていただくこともあります。プログラム終了後，患者には，参加記録シートに，プログラムの振り返りを記入していただき，持ち帰り可能な配布物以外はすべて机の上において，会計に進んでいただきます。その際に次回の予約がある方は予約することもできます。

(1) 参加記録シート

　参加記録シートは，参加者自身の課題設定や，プログラムの振り返りのため，当院で実施している全てのプログラムで用いられています（図8-3）。
　まずプログラム開始時に，患者はこのシートを用いて体調チェックを行います。その日の「体調」「睡眠満足度」「睡眠時間」を記入し，プログラムに参加できる状態なのか，チェックをしていただきます。これは患者の体調をスタッフが把握するため，そして患者自身が自分の様子をモニタリングする練習のためにも行っています。続いて「プログラムに参加する目的」や「今日のプログラム中に達成したい具体的な目標」もこのシートに記入します。これは患者に主体性をもってプログラムに参加していただくためです。目標の例としては，「とりあえず3時間この場所に居られることを目標にする」「プログラム中

第8章・・・参加までの流れ

ショートケア　参加記録シート

日付：　　／　　／　　　　　　名前：

参加プログラム：

1　体調チェック

プログラム開始前に、今日のあなたの体調をチェックしましょう。
体調と睡眠満足度の当てはまるところに〇を付け、睡眠時間を記入して下さい。

体調	1 絶不調	2 悪い	3 普通	4 良い	5 絶好調
睡眠満足度	1 非常に不満	2 不満あり	3 普通	4 まぁ満足	5 とても満足
睡眠時間		時間			

2　目標設定

今日のプログラムに参加するあなたの目的に合わせて、
プログラム中に達成したい「具体的な目標」を立ててみましょう。

例：体力の回復を目指したリハビリのため、3時間プログラムに頑張って参加する。
　　人前で緊張してしまうことの克服のため、1回は自分から発言してみる。

3　プログラムの振り返り

今日の参加を振り返ってみて、目標をどのくらい達成できたかを
チェックし、プログラムの感想を記入して下さい。

目標達成度	1 全く	2 少しは	3 まぁまぁ	4 結構	5 バッチリ！

プログラムを通しての感想、気づいたこと・学んだこと・などを自由に記入しましょう。
（※ プログラムへの質問や医師への相談もOKです。）

図8-3　ショートケア参加記録シート

1回は手を挙げて発言する」「自身の気分が揺れ動いた出来事を客観的にまとめ，次回に向けた対策をたてる」などがあります。参加する患者の目標は，患者の参加目的や参加回数で大きく異なってきます。当院のような色々な背景を持つ患者が集まる集団においては，参加する方が各自，自分に合った目標を立て，参加していただくことが有効と考えたため，参加記録シートにはこの項目を含めました。

プログラム終了時，患者はプログラムを通しての感想，気づき，学んだことなどを，このシートに記入します。プログラムの振り返りを最後に行い，プログラム中に得たものを，しっかりと自分の中に定着させていただくことを目的に行っています。振り返りに付け加え，患者には「開始時に立てた目標はどのくらい達成できたのか」も数値で評価をしてもらっています。

(2) 活動グラフ

活動グラフは個人の出席簿のようなもので，日付と参加したプログラムを記入し，その参加者が何のプログラムに出てきたのかが一目でわかるようになったシートです。加えて，上記の参加記録シートで評価した体調や睡眠満足度，睡眠時間の変化も確認できるようにしています（図8-4）。

4. オリエンテーションプログラム

ショートケアへの参加決定から参加までの基本的な流れは，前述の1.〜3.のようになります。ただし，ショートケアを利用する患者には，1度は必ずオリエンテーションプログラムを受けていただくようお願いしています。

オリエンテーションプログラムでは，ショートケアを利用する患者に自分が参加しているショートケアについて，詳しく知っていただくために実施しています。具体的な内容としては「集団で治療を行うことの意義の説明」「実施している各プログラムの紹介」「今後のショートケア利用計画の作成」を行っています。

第 8 章・・・参加までの流れ

ショートケア 活動グラフ 1

名前：＿＿＿＿＿＿＿＿＿
利用開始日：　　／　／

※ 体調・睡眠満足度・睡眠時間は「参加記録シート」の項目を写す

| 記入例 | 12/2 | オリエンテーション | 1-2-③-4-5 | 1-2-③-4-5 | | | | | 10 |

※ 睡眠時間が「7時間」の場合は↑のように記入

回	日付	参加プログラム	体調	睡眠満足度	睡眠時間				
1	/		1-2-3-4-5	1-2-3-4-5	2	4	6	8	10
2	/		1-2-3-4-5	1-2-3-4-5	2	4	6	8	10
3	/		1-2-3-4-5	1-2-3-4-5	2	4	6	8	10
4	/		1-2-3-4-5	1-2-3-4-5	2	4	6	8	10
5	/		1-2-3-4-5	1-2-3-4-5	2	4	6	8	10
6	/		1-2-3-4-5	1-2-3-4-5	2	4	6	8	10
7	/		1-2-3-4-5	1-2-3-4-5	2	4	6	8	10
8	/		1-2-3-4-5	1-2-3-4-5	2	4	6	8	10
9	/		1-2-3-4-5	1-2-3-4-5	2	4	6	8	10
10	/		1-2-3-4-5	1-2-3-4-5	2	4	6	8	10
11	/		1-2-3-4-5	1-2-3-4-5	2	4	6	8	10
12	/		1-2-3-4-5	1-2-3-4-5	2	4	6	8	10
13	/		1-2-3-4-5	1-2-3-4-5	2	4	6	8	10
14	/		1-2-3-4-5	1-2-3-4-5	2	4	6	8	10
15	/		1-2-3-4-5	1-2-3-4-5	2	4	6	8	10
16	/		1-2-3-4-5	1-2-3-4-5	2	4	6	8	10
17	/		1-2-3-4-5	1-2-3-4-5	2	4	6	8	10
18	/		1-2-3-4-5	1-2-3-4-5	2	4	6	8	10
19	/		1-2-3-4-5	1-2-3-4-5	2	4	6	8	10
20	/		1-2-3-4-5	1-2-3-4-5	2	4	6	8	10

図 8-4　ショートケア活動グラフ

Ⅲ・・・実施編

(1) 集団で治療を行う意義の説明

　集団療法の意義については，本書3章でも記述しています。ショートケアに参加する患者にも，集団療法の効果を説明することで，治療効果を納得し，プログラム参加へのモチベーションや主体性が高まることが期待されます。そのため治療に対するアドヒアランスの向上を目的に実施しています。

　具体的にはヤーロムの11の療法的因子を参考に説明しています。11の療法的因子は「希望をもたらすこと」「普遍性」「情報の伝達」「愛他主義」「初期家族関係の修正的な繰り返し」「社会適応技術（ソーシャルスキル）の発達」「模倣行動」「対人学習」「グループの凝集性」「カタルシス」「実存的因子」があります。患者にとってイメージしやすいよう，実際の参加者の感想などを入れて，具体的に説明することを当院では心がけています。

(2) 実施しているプログラムの紹介

　ヤーロムの療法的因子や集団療法の効果の説明をした後は，実施している各プログラムの紹介を行います。ただ，プログラムの種類が多くなると，患者が自分はどれを選べばいいのか？と混乱してしまいます。そのため当院では，スタッフが作成した「ショートケア適性チェック」（図8-5）を患者に実施していただき，参加するプログラムを選別するための参考にしていただいています。このチェックシートは24個の質問からなり，質問は4つのカテゴリーに分かれています。このカテゴリーの分け方が，当院で実施しているプログラムの種類（生活・交流・認知・仕事）と対応しているため，例えば1から6の質問に対して「はい」が多かった方には，「生活」のカテゴリーのプログラムへ参加を勧めるという形で利用しています。当院で実施しているプログラムの構成やカテゴリーについては10章で詳しく説明いたします。

(3) ショートケア利用計画の作成

　プログラムの紹介が終わった後，患者には専用のシート（図8-6）に，「ショートケア利用目的」「興味のあるプログラム」「直近の利用計画」を記入していただきます。これは参加記録シートと同様，患者に主体性を持ってプログラムに参加していただくために実施しています。シート記入後は記入した内容を

第8章・・・参加までの流れ

ショートケア適性チェック

日付：　／　／
名前：＿＿＿＿＿＿

最近の自分自身の事に関してお尋ねします。
以下の質問に対し、該当する回答に〇をつけて下さい。（迷った場合はどちらかと言えばで結構です）

1	食事・運動などの生活習慣が乱れがちである。	はい	いいえ
2	ストレスとどう付き合っていけば良いのかよくわからない。	はい	いいえ
3	緊張することが非常に多く、うまくリラックスできない。	はい	いいえ
4	趣味や余暇活動が楽しめず、ストレス発散がうまく出来ない。	はい	いいえ
5	目の前の事に集中しようと思っても上手く集中できない。	はい	いいえ
6	人前で緊張しやすく、新しい環境に慣れるまで時間がかかる。	はい	いいえ
7	人と話す際に何を話していいか分からない事が多い。	はい	いいえ
8	言いたいことがあっても自分の気持ちを押し殺すことが多い。	はい	いいえ
9	周り人との関係があまりよくなく、人間関係に悩んでいる。	はい	いいえ
10	自分の感情を上手く表現する事が出来ない。	はい	いいえ
11	困ったことがあっても人に相談することができない	はい	いいえ
12	感情的になって相手にキツイ言葉を言ってしまうことが多い。	はい	いいえ
13	自分が周りの人に受け入れられていない感覚を強く感じる。	はい	いいえ
14	物事を否定的に捉えやすく、マイナス思考にはまりやすい。	はい	いいえ
15	自分の周りの環境をうまく調整できないと感じる。	はい	いいえ
16	問題に圧倒され、具体的な解決策を見いだせないことが多い。	はい	いいえ
17	混乱して何が何だかわからなくなってしまうことがよくある。	はい	いいえ
18	出来事を客観的に整理することが苦手である。	はい	いいえ
19	仕事に対して興味があり、仕事をしたいと思っている。	はい	いいえ
20	仕事をしたいと思っていはいるが働ける自信がない。	はい	いいえ
21	社会人としてのマナーや常識に自信がない。	はい	いいえ
22	仕事をしたいと思っているが何をしていいかわからない。	はい	いいえ
23	現在休職中で、復職の予定がある。	はい	いいえ
24	仕事に関する悩みについて、色々な人の意見が聞きたい。	はい	いいえ

図8-5　ショートケア適性チェック

Ⅲ・・・実施編

ショートケア 利用計画

日付：　　　／　　／　　　　　　名前：

1 利用目的

あなたがショートケアを利用する目的を立てましょう！　（複数可）

私は　[　　　　　　　　　　　　　　　　　　　　　　　　　］

を目的にショートケアを利用します。

□　※ 現在「休職中」で「仕事への復帰」を目指して
　　　ショートケアの利用を考えている方は左の口にチェックをお願いします。

2 興味のあるプログラム

あなたが参加してみたいと思ったプログラムにチェック ☑ をしてみましょう。

生活：	□ リラクセーション	□ ストレスマネジメント	□ 森田療法	□ マインドフルネス
	□ ダイエットプログラム	□ らくらくヨガ	□ 季節のプログラム	□ Let's sing a song
交流：	□ 感じてみよう	□ フリートーク	□ アサーション	□ ロールプレイ
認知：	□ CBT基礎	□ CBT-Beginner	□ CBT-Master	□ CBT-S（問題解決法）
仕事：	□ Aoiジョブ	□ リワークフォロー	□ 心理教育	□ その他（　　　　）

3 直近の利用計画

いつのどのプログラムに出るか、立てられる範囲で計画を立てましょう。
最大4つまで記入できます。　※ 実施日は裏面のカレンダーを参考に。

日付	参加予定プログラム名

図 8-6　ショートケア利用計画

皆の前で発表します。患者同士，互いに立てた目標を発表することで，他の参加者の目標の立て方が参考になることもあります。また周りに向けて自分で立てた利用計画を宣言することによって，参加への意欲が高まることもあります。

5. リワーク利用者への対応

　当院のショートケアに参加されている方は，休職者や求職者，主婦に退職者，特定の療法を受けたい方等，様々な方がいらっしゃいます。参加を希望する患者の多くは，前述したステップを経て参加を継続していきますが，職場復帰を目的とした方（以下「リワーク利用者」）には，オリエンテーションや初回参加時に，通常の対応に追加して，後述する対応を行っています。なお当院実施しているこれらの対応は，うつ病リワーク研究会（2009，2011）や吉野・松崎（2009）などを参考に実施しています。

(1) 参加への姿勢に対する注意事項
　リワーク利用者には，「会社に出勤するのと同じような心構え」でショートケアに参加していただくようお願いしています。そのため，決められた日，時間には必ず参加していただくようご説明をしています。もちろん，回復段階にある患者もいらっしゃいますのでどうしても体調が悪く，欠席・遅刻をせざるを得ないこともあるでしょう。ただし，その場合でも遅刻欠席をする際には，会社と同じ要領で，必ず事前にクリニックにまで連絡をいれていただくようお願いしています。これらの出席状況や遅刻状況，連絡があったかどうかは，スタッフが名簿にチェックをしており，復職基準の参考にもしています。

(2) 休職体験の振り返り
　リワーク利用者には，専用のシート（図8-7）を使い，働けなくなった時のことについて，振り返っていただくようお願いしています。これは今後の自身の症状管理や，復職後の再発予防に役立ててもらうために実施していますが，同時にどの程度自身に起こったことを把握し，分析できているかも観ています。項目としては「作業環境の要因」「自分の要因や課題」「心身不調の要因」「そ

Ⅲ・・・実施編

休職体験振り返りシート

これからの職場復帰、症状管理、再発予防のため、仕事ができなくなってしまった時のことを振り返ることは非常に重要です。自分なりで構いませんので、自己分析をしてみましょう。

※ もしも記入の途中に気分が悪くなったりした場合は、少し時間を置いて取り組みましょう。

作業環境の要因

例：残業が多かった ／ ノルマや納期が厳しかった
　　上司や同僚との関係があまり良くなかった
　　クレームが多かった ／ 緊張した職場の雰囲気
　　　　　　　　　　　　　　　　　　　　etc.

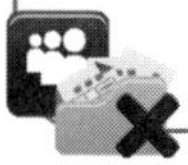

自分の要因や課題

例：性格面：自分の意見をなかなか言えなかった
　　　　　　消極的 ／ 短気 ／ 協調性に乏しい
　　能力面：知識・勉強・経験が不足していた
　　　　　　苦手とするタイプの業務だった　etc.

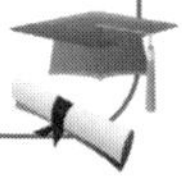

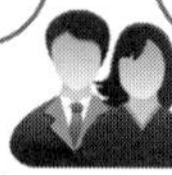

その他の要因

例：家庭環境に不安があった（介護・子どもの事）
　　経済的な問題を抱えていた
　　友人関係でのトラブルがあった　etc.

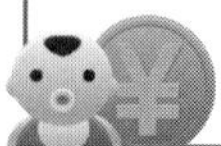

心身不調の要因

例：気分が沈んでいた ／ やる気が起きなかった
　　睡眠不足だった ／ 漠然とした不安を感じていた
　　腹痛や下痢があった ／ 肩こり・疲れがあった
　　　　　　　　　　　　　　　　　　　　etc.

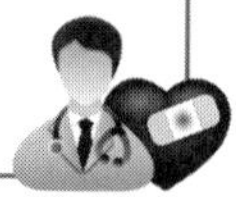

記入日：　　　／　　　／
名前：

図 8-7　休職体験の振り返りシート

の他の要因」に分けて記入していただきます。まだ休職時のことを思い出すことが辛く，記入が時期尚早である場合は，本人の体調や気持ちが落ち着いてから実施します。

(3) 復職に向けたステップアップ目標の設定

職場復帰を目標にしている方には，専用シートを使い，復職に向けたステップアップ目標（図8-8）を作成していただくようお願いしています。これは復職に向けた具体的なイメージを持っていただくために実施しています。ですので，ただ漠然と「復職したい」と思っているのではなく，自身の体調や状態に合わせて復職目標とする日を決め，そこから逆算してどのようなステップを踏んで行くかを自分で考えていただきます。もちろんはじめに立てた計画が崩れることもありますので，適宜修正を加えつつ，必要に応じてスタッフが助言，指導を行います。

(4) ライフモニタリングシートの記入

リワーク利用者には，ショートケア利用期間中は日々の活動記録を付けていただくようお願いしています。当院では「ライフモニタリングシート」（図8-9）という専用のシートをお配りしていますが，会社指定の様式がある方や，スマートフォンのアプリでつけている方にはそのままご自身のやり方で付けていただきます。復職を成功させるには「出社可能レベルの回復」を見極める重要性が指摘されています（難波・向井，2013）。業務に必要となりそうなコミュニケーション能力や論理的思考力，集中力などはプログラム中にある程度判断することが出来ますが，通勤できる体力が回復しているか？ 生活リズムが整っているか？ はこのシートを参考にしています。特にショートケアはデイケアと異なり，3時間のプログラムです。それ以外の時間をどのように使うかは，リワーク利用者に委ねられます。このシートは，リワーク利用者がどのようにショートケア以外の時間を利用しているかを知るための手がかりになりますので，非常に重要な役割を持っています。

Ⅲ・・・実施編

復職に向けてのステップアップ目標

氏名　　　　　　　葵　太郎

休職し始めた日　　　平成 ○○ 年 ○ 月 ○○ 日

復職目標とする日

　　　　　平成 ×× 年 × 月 ×× 日（残り約　3　ヶ月）

自己課題・改善点	・休職に至ったきっかけ・症状を振り返り、具体的な対処を考える ・ストレスの把握 ・コミュニケーション能力の向上（うまく相談できなかった） ・症状・ストレスのコントロール方法を習得する
復職へのプロセス	**第1ステップ**　　　（○月○日〜○月○日） ・生活リズムの改善（決めた時間に起床する）→できたら5分ずつ早めていく ・週に2日、ショートケアに参加する **第2ステップ**　　　（○月○日〜○月○日） ・第1ステップに加え、意識して外出する ・週に3日、ショートケアに参加する **第3ステップ**　　　（○月○日〜○月○日） ・第2ステップに加え、ショートケアで行ったリラクセーションを生活に取り入れてみる ・ショートケアのない日は、時間を決め図書館で読書をする ・会社の上司に、現在の自分の状態を電話で報告する **第4ステップ**　　　（○月○日〜○月○日） ・第3ステップに加え、午後も時間を決めてパソコンで入力作業を行う ・通勤時間に合わせ、会社の近くまで行ってみる ・会社に出向き、現在の状態を直接会って報告する
復職時には、ここまで出来ているようになる	・自分の症状の管理ができ、具体的なストレス対処を実行できる ・仕事での疲れを次の日に持ち込まないように、仕事と休みのメリハリがつけられる ・上司に困った時は相談できる関係をつくっておく

図 8-8　復職に向けたステップアップ目標

第 8 章···参加までの流れ

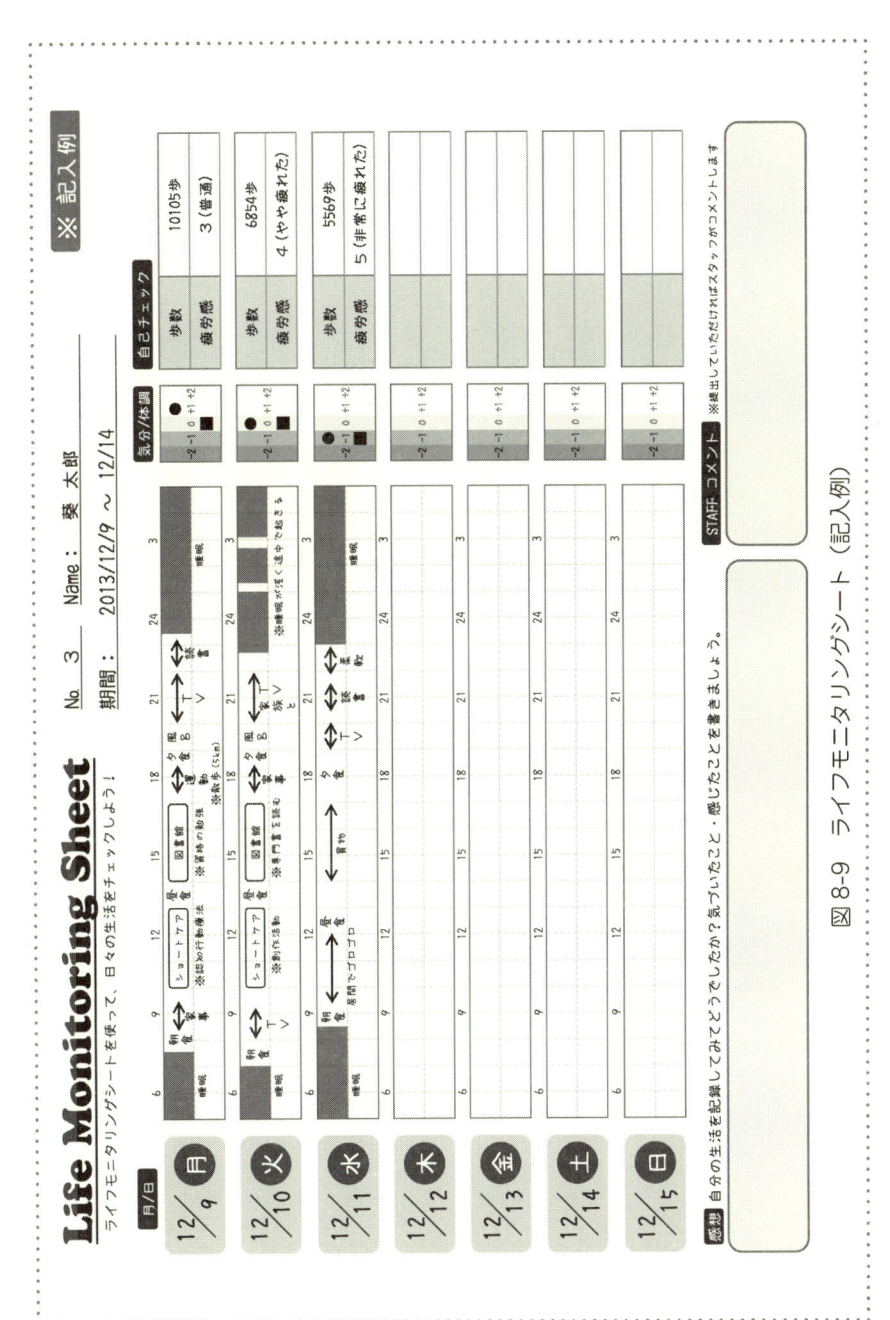

図 8-9 ライフモニタリングシート（記入例）

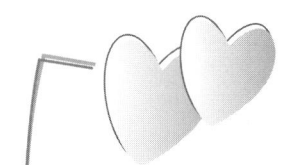

第9章 スタッフの役割と対応

1. 参加者の募集：募集の実際，募集の手段等

　院内には，ショートケアの内容など細かい案内が貼ってあります。
　いくつか実例を示してみます（ショートケアの9月，10月などのプログラム表，院内の掲示などについて，具体例を示します）。
　実際始めてみると，ホームページでショートケアをやっているというのを見て，受診したいという希望者もいます。当院に受診を希望したいという人の中には，今まで精神科，心療内科にかかったことがないという人もいれば，転院してくる人もいます。転院してくる人の中には，薬物療法に偏重していることに不満を抱いている人もいます。また，うつ病リワーク研究会のホームページから見たという人もいます。あるいは，最近では，地域の認知度も段々と上がってきていて，産業医からの紹介もあります。ある紹介は「精神科は，薬物療法への偏重があるので，様々なアプローチをしているということで当院を紹介した」というものもありました。
　診療所では，薬物療法主体で良くなる人が実は多いです。適切な薬物療法と，個人精神療法で良くなるのです。ここが，案外と誤解されているかもしれませんが，薬物療法主体で良くなっている人は大変に多いし，そのために様々なエビデンスが出ているわけです。

第9章・・・スタッフの役割と対応

　基本的に，参加者の募集は当院に限定しているために，院内での案内が基本になります。当院に通院されている方は，様々なプログラムを併用しながら，社会適応レベルの向上を目指すという手段が持てるわけです。
　募集の実際ですが，院内に2か月分のプログラム表を掲示します。これは，入口，待合室，そして診察室にも貼ってあります。また，患者に説明しやすいように，クリアファイルに入れて診察室においてあります。
　またプログラムがおおよそつかめるように，内容を説明した紙などが貼ってあります。こういった工夫により，患者の理解度が高まります。
　また，無理に勧めることはしません。これが重要です。個人療法が合う人もいれば，集団療法が合う人もいるし，集団療法を受ける人の構成によっては合わない人もいます。
　しかし，ショートケアという時間が短いプログラムでは，プログラムを受けることによる負担は，デイケアなどの午前午後を通して行うような活動に比べて少ないように見受けられます。

2. 事務処理の体制

　当院は，ビルの2つの階を利用し，1フロアを外来診察，1フロアをショートケアで使用しています。会計受付は外来診察のフロアにあり，ショートケアを行っているフロアには受付会計窓口はありませんので，受付会計についてはすべて外来診察のフロアで行います。
　ここでは，予約の仕方や当日の受付から会計までの流れを説明します。

(1) 予約
　ショートケア参加の予約をするには3つの方法があります。受付で予約する方法，ショートケア終了後に直接ショートケアスタッフに申し出て予約する方法，電話で予約する方法です。また，ショートケアに参加する場合には，ショートケア参加にあたっての予診票や参加同意書（詳細は8章を参照）の記入や主治医の許可がとれているかの確認等が必要であるため，基本的に受付での予約を行っています。

Ⅲ・・・実施編

①初めてショートケアに参加する場合の予約

　ショートケア参加にあっては，主治医の許可が必要であるため，初めて予約する患者のほとんどが，外来診察終了後に予約されること多いです。主治医から直接受付スタッフがショートケアの予約を取るよう指示を受け，もしくは，患者から受付スタッフが予約の希望を受け，受付スタッフは，参加希望の患者にショートケア予診票と参加同意書をわたし記入してもらいます。記入物を受け取った後，受付スタッフがショートケア予約者一覧のファイルに参加希望プログラムと参加者のカルテ番号と名前を記入します。患者には，当日の流れを説明します。

　外来診察日とショートケア参加日が患者にわかるよう，診察券にもショートケア参加日を記入し，区別がつくようショートケア参加日にはマーカーで色付けしています。

②継続利用の予約

　主治医の指示を前提に予約を取っていきます。方法は，上記にある3つの方法です。受付会計窓口で予約される場合は，受付スタッフに診察券を渡し，予約したいプログラム名，もしくは日時を伝え予約します。受付スタッフは，初めてショートケアに参加する場合の予約の場合と同様，ショートケア予約者一覧のファイルに患者名等を記入し，診察券にも日時を記入します。

　次に，ショートケア終了後に直接ショートケアスタッフに申し出て予約する方法です。ショートケア終了後に，予約を受け付ける時間を設けています。その際に，参加したいプログラムの予約をします。

　最後に，電話で予約する方法があります。電話で予約される場合は，受付スタッフはこれまでショートケアに参加したことがあるか確認した後，患者が参加したいプログラムをショートケア予約者一覧のファイルに患者名等を記入します。診察券には患者本人に記入していただきます。以上が当院での予約の取り方ですが，医療機関ごとで受付のシステムが異なりますので，やりやすい形をとられることをお勧めします。

(2) 会計の流れ

　受付から会計までの各スタッフの動きと流れを図9-1に示します。

第9章・・・スタッフの役割と対応

	ショートケア参加者の動き	ショートケアスタッフの動き	外来診察の受付スタッフの動き
		ショートケアを始める準備	
入室	ショートケア参加者は，直接ショートケアを行うフロアに		
	診察券と自立支援医療制度を利用されていれば自立支援受給者証をショートケアスタッフにわたし，受付を済ませる		
		診察券，自立支援受給者証を受け取る	
ショートケア開始	順次，参加記録シート等の記入	サブリーダーが参加者を登録	
		サブリーダーは，ショートケアの休憩中や手の空いている時間に外来診察の受付に行き，ショートケア参加者から預かった自立支援受給者証をわたす	受け取った自立支援受給者証に記入 レセプトコンピュータは，ショートケアを行うフロアにも置いてあり，受付会計窓口と連動しているため，別フロアで入力された内容でも，会計受付窓口のレセプトコンピュータにも反映されるシステムになっている
ショートケア終了	ショートケアスタッフから，診察券を受け取る この際，次回の予約も可能	診察券を返し，次回の予約を受ける	
会計	外来診察の受付会計窓口へ		会計処理

図9-1　受付から会計までの流れ

Ⅲ・・・実施編

　受付から会計までの流れは，ショートケア開始時から試行錯誤を繰り返しながら，現在の形に至っています。同時に，ショートケアスタッフと受付スタッフの情報伝達の正確さやスムーズな連携も，その中から培われたものです。

3. ショートケアスタッフの役割設定：具体的な業務

　当院のショートケアでは現在，精神科担当医師のほか，スタッフ2名体制（心理士，精神保健福祉士など）でプログラムを実施しています。制度的には，小規模ショートケアで実施しているため，精神科担当医師1名のほか，専従スタッフ1名のみでも可能です。しかし，スタッフ1名につき観察できる対象者は5名ほどが限度ではないかと，経験的に感じています。また，トラブルが発生した場合，1人ではグループを運営しながらの対応は困難と思われるため，2名体制で実施しています。当院ではそれぞれのスタッフが，リーダー，サブリーダーという役割を持ち，仕事をしています。

　リーダーの役割はプログラムを適切に運営していくことです。スライドやホワイトボードを利用した講義，参加者グループへの指示出し，プログラムのタイムマネジメントなどを主に行っています。

　サブリーダーの役割はリーダーの運営のサポートをしていくことです。リ

表9-1　リーダーとサブリーダーの役割

	リーダー	サブリーダー
準備段階	・プログラムの計画づくり ・実施のシミュレーション ・必要機材の準備 ・サブリーダーとのミーティング	・リーダーの手伝い ・リーダーとのミーティング
実施中	・プログラムの運営（教示や進行） ・集団力動の観察 ・参加者個別の観察	・参加者個別の観察 ・受付事務／雑務 ・リーダーの進行フォロー ・個別の参加者のフォロー
終了後	・グループ記録（振り返り／報告書）の作成 ・主治医への報告 ・プログラムの改善	・参加者個人の様子を記した参加記録の作成 ・個人記録のカルテへの記載 ・参加者用個別ファイルの整理

ダーよりも参加者個人を詳しく観察し、場合に応じてのフォローや、様子の記録なども行います。
　ここでは当院で実施しているショートケアをもとに、プログラムの準備段階・実施中・終了後における、リーダー、サブリーダーの基本的な役割を説明しつつ、参加者の観察ポイントにも触れていきます。

(1) プログラム準備段階での役割

　プログラムを実施する準備段階にあたり、まずリーダーはプログラムの構成、時間配分などの計画を立てます。プログラムの基本的な作り方については5章を参考にしてください。
　以前実施したことがあるプログラムであっても、事前にシミュレーションをすることは重要です。参加者が異なれば、プログラムも以前のように進行するとは限りません。参加者名簿などを見て、グループの運営をイメージした方がよいでしょう。特にグループワークを行う場合は、参加人数にも左右されることが多いので、実施前に適宜プログラムを修正しておく必要があります。必要に応じて、ワークシートやスライドも作り、配布資料も準備しておきます。
　準備が大変な場合は、サブリーダーに相談したり、手伝いをお願いしたりします。実施前に、リーダーとサブリーダーとでミーティングすると、進行がよりスムーズになります。例えば、プログラムをどのように進行するのか、サブリーダーにしてもらいたいことは何か、本日のプログラムで観察してほしいポイントはどこかなどを共有しておくといいでしょう。

(2) プログラム実施中の役割

　プログラム実施中、リーダーはグループの運営に集中します。スライドを使った説明や、ワークの教示を、時間を気にしながら行い、適宜修正を加えながら実施します。リーダーはもちろん観察者として、各参加者それぞれの様子も観ていきますが、1人に集中してしまうと集団の進行がおろそかになってしまうため、全体の集団力動を観ながら進行していく視点が必要になります。どうしても個別にフォローが必要な参加者を見つけた場合は、サブリーダーに対応をお願いするとよいでしょう。

Ⅲ・・・実施編

　サブリーダーはプログラム運営のサポートと参加者の観察をメインに行います。当院の場合，参加者のレセプトコンピューターによる受付登録や，診療報酬点数の入力などもサブリーダーの仕事になります。プログラム中は講義や説明をしているリーダーに変わり，参加者個人の様子を注意深く観察し，パソコンで記録をしています。観察ポイントについては後述させていただきます。

　また，勝手のわからない初回参加者や，教示がうまく理解できていない参加者に個別にフォローをすることもサブリーダーの役割です。更にグループで話し合った内容を発表した際には，ホワイトボードへ板書することもありますし，ロールプレイで参加者が演じることが難しい役を担当したりすることもあります。プログラムを円滑に進行させるため，柔軟な対応が求められます。

(3) プログラム終了後の役割

　プログラム終了後，リーダーはそのプログラムの振り返りを兼ねて，グループ記録を作成します（表9-2）。プログラムの準備段階で十分なシミュレーションをしても，サブリーダーと綿密な打ち合わせをしても，必ずと言っていいほどうまくいかない部分は出てきます。特に初めて実施するプログラムは反省点が多くなることでしょう。そのような反省点は次に同じプログラムを実施する際の参考になりますので，忘れずに記入しています。可能であれば，どう改善したらよいか，アイディアも記入していますし，前回の実施から改善を試みた部分は，どのような結果になったのかも，記入をしています（表9-2）。

　またこのグループ記録に，プログラムの内容，参加者・グループの雰囲気，特に気になる参加者の様子なども記入しておき，主治医に対しての報告書としても用いています。作成後は主治医に口頭でも報告をしています。

　リーダーはグループ記録を作成しますが，サブリーダーは各参加者の個人記録（表9-3）を作成しています。各参加者の様子は，リーダー，サブリーダーともに観察していますので，リーダーの意見も聞きつつ，実施中にとったメモなどを参考に，各参加者の様子について記録を作成します。記録については後述の観察ポイントを反映した内容になっています。作成した個人記録は，プログラム中に参加者が記入したワークシートや心理検査結果と一緒に，ショートケアスタッフや主治医がいつでも閲覧できるよう，参加者ごと個別ファイルに

第 9 章・・・スタッフの役割と対応

表 9-2　グループ記録記入例

ショートケア　グループ記録（例）	
プログラム名	CBT-基礎
日時	2014/XX/XX
スタッフ	遠藤明充　松浦雄介　　　　心理教育：寺田浩 Dr.
参加者名 (計7名)	グループ①　■■■■　■■■（CBT 初参加） 　　　　　　■■■■　■■■■（CBT 初参加） グループ②　■■■■（CBT 初参加） 　　　　　　■■■　■■■■（ショートケア初参加）

☆ 他己紹介　…①名前　②好きな季節　③思い出の旅行先　④ CBT 基礎に参加した理由
☆ Dr. の心理教育：「再発予防に役立つ工夫」

【前回のプログラムからの変更点】
・考え方のクセを知るテストの後に，結果についてグループで話し合う時間を取った。
・自動思考記録表をバージョンアップ。レイアウトを見やすく変更した。
・記録表記入時のスライド説明において，わかりづらかった部分を少し修正した。

【プログラムの流れ】
・CBT の簡単な説明　⇒他己紹介　⇒心理教育（浩 Dr.）　⇒ CBT モデルの説明
　　⇒考え方のクセを知るテスト実施　⇒テスト解説＆事例紹介　⇒グループトーク
　　⇒休憩（10 分間）　⇒ CBT の技法の紹介　⇒認知再構成法の紹介
　　⇒自動思考記録表記入　⇒記録表の続け方 ＆ CBT 関連のプログラムの紹介
　　⇒感想・予約・会計

【総括・全体の雰囲気】
　参加者 7 人中 4 人が CBT 初参加ということで，全体的に丁寧に話をし，適宜質疑応答をする時間をとった。他己紹介にやや時間がかかり，グループ進行が予定時間より少し遅れた。参加メンバーは理解に時間がかかる人はいたものの，特に CBT に抵抗を示す人はおらず，全員が来週の Beginner クラスに参加を予約していった。

【反省点・感想・今後の改善点】
・初参加者には，特に注意することがなくても記録表記入時に声をかけたほうが良いかも。
・話題の記入に困る人も多いため，例を幾つか増やして紹介するのも良いだろう。
・次回はスライド＆テキストを大きくバージョンアップ予定。問題解決療法の説明，Master クラス参加の意義などを入れたスライドを作る予定。

Ⅲ・・・実施編

表9-3　個人記録（例）

日時	参加プログラム	参加の様子
2013/*/*	CBT-Beginner	【CBT-Beginner：＊＊さん】自己紹介ではおすすめの本について、自分が小説を好きになるきっかけとなった本のことについて、笑顔も交えて話した。講義は真剣にメモを取りながら聞く。休憩時間は自分から他者に話しかけることはなかったが、話しかけられれば笑顔で受け答えをしていた。自動思考記録表の記入では「家で母親と些細なことでケンカをしてしまう」ことを記入。状況に複数の場面が混ざっていたため、スタッフがアドバイスをしたところ、問題なく修正できた。他者の事例に対して自ら反証を述べることはなかったが、皆の意見を真剣に聞いていた。全体の感想では「まだCBTの記入に慣れていないと思う。ただ今日の発表を聞いて、共感するところがあり、そうまとめて書けば良いのかと勉強になった。ありがとうございました。」と述べた。実施したSDSの点数は＊点だった。

まとめています。

（4）役割区分

　前述ではリーダーとサブリーダーに役割を分けるやり方を紹介しましたが、もちろん厳密に2つの役割を分ける必要はありません。当院でも、必要に応じてリーダーが参加者の記録・フォローをすることもあれば、サブリーダーが部分的にプログラムの進行を行うこともあります。例えば、スタッフも含めたグループトークやディスカッションをする場合は、リーダーを2人置いたほうが、よりグループの運営がしやすいこともありますし、参加者の自主的な進行に任せるプログラムであれば、リーダーは観察の比重を多くし、サブリーダー的な役割をとったほうが、効率的に運営できます。プログラムの内容や性質によって、柔軟に役割をとるとよいでしょう。

4．参加者の観察ポイント

　プログラムの実施中、スタッフは参加者の様子を詳しく観察し、記録します。

第9章・・・スタッフの役割と対応

ここで得られた情報は，今後の診療方針の参考になりますし，集団療法での支援にも役立ちます。ただ参加者の様子を観察すると一言に言っても，初めて集団療法を実施しようと思っている方には，いったい何を観ればいいのか？と戸惑う方も多いのではないでしょうか。観察するポイントの多くは各プログラムで何を実施するかが大きく影響しています。ここですべてを説明することは困難ですが，どの場面でどのような部分を観ることができるのか，当院のスタッフが心掛けているいくつかの例を挙げますので，参考にしていただければ幸いです。

(1) 自己紹介や発表場面

人前で自分一人だけが話す状況は，発言時の参加者の口調や表情，どもり具合などから，その方の対人緊張の度合いをみることができます。また自己紹介やプログラムの感想のように，何を発言するかテーマが決まっている場合には，テーマに沿った応答ができているかで，教示への理解力をみることもできます。グループの意見をまとめて発表する場合には，発言のわかりやすさなどから，その方の論理的思考力や表現力を判断する基準にもなります。

(2) 講義や心理教育場面

プログラムによっては，心理教育や課題の教示など，スタッフが口頭で説明を行う事が多くなります。そのような場合，参加者の態度から，眠気，疲労感などの体調や，集中力や理解力を評価することができます。序盤はまじめに話を聞いていたが，後半になると，疲れが出てきてしまい，集中力に欠けて眠ってしまう方もいらっしゃいます。また，リーダーが説明している際に他の参加者に話しかける，リーダーの説明を遮って意見や質問をするなどの特徴的な行動が観察されやすい場面でもあります。

(3) グループでの話し合い場面

集団で話し合いを行う際は，グループにおける役割行動，協調性や自己開示の程度など様々な力をみることができます。話し合いを活性化させるようリーダーシップを発揮する方も入れば，柔和な表情と発言で，他者を和ませ，話し

Ⅲ・・・実施編

やすい雰囲気をつくり出すことが上手い方もいます。もちろん自分の意見を集団内でしっかりと発言できるかを観ることもできますし，たとえ発言しなくても，話し手の方を向き，頷いたり，笑いどころで笑ったりしている方と，うつむきがちで表情に乏しい方では，自己開示，協調性，集中力の評価は異なってくるかと思います。

(4) 課題のある活動を行う場面

プログラムの中で創作活動や制限時間のある課題を与えられた場合などは，その方の集中力や計画力，作業効率などを観ることができます。こだわりや完璧主義が強く，時間内に課題を達成できない方もいれば，逆に時間は余っていても課題を適当に済ませる方もいるでしょう。自身の現在の状態や能力を的確に把握しつつ，課題として求められている水準とすり合わせ，計画立てて，自分の力を効率的に使えているか，作業や課題を行う際にはそのような能力の側面を観察できます。

(5) ロールプレイ場面

アサーション・トレーニングやSST（ソーシャルスキルトレーニング），サイコドラマなどの要素を含んだプログラムでは，人前で役割を演じます。演じる際にはもちろん対人緊張を観ることもできますが，目線や口調，声の大きさ，姿勢，ジェスチャーなどからその人の非言語的な表現力も観ることができます。またロールプレイの場面では他者の発言や行動によって感情が揺さぶられることも多いですので，感情表現の度合いや衝動コントロール，共感性の評価の参考にもなると思われます。

(6) 振り返りを行う場面

自分自身についての振り返りは，多くのプログラムで行われます。当院の例を挙げると，ストレスマネジメントでは自分の感じるストレッサーやよく行うストレス対処を書き出しますし，認知行動療法のプログラムでは，気持ちが大きく揺れ動いた出来事を専用のシートに記入して整理します。振り返りの場面では，自分に起こった出来事を客観的に把握しつつ，自身の考えや感情の変化

を捉えているか，そしてそれを意識化して表現できているかを観ることができます。現状把握力，内省力，メタ認知能力などと呼ばれる力を観察できるかもしれません。

　前述のものは一例です。プログラムでは表現力，心理的側面，作業能力，理解力，集中力など様々なものが確認されますが，たった1つのプログラムで，参加者の全ての側面が観察できるということはありません。プログラム内容によって，観ることができる側面とできない側面が必ずあります。プログラムを実施する際には，そのプログラムでは参加者のどのような様子が観察できそうかを，予め予測して考えておくとよいでしょう。
　また観察ポイントには，参加者それぞれの参加目的も考慮したほうがよいでしょう。特に復職・リワーク目的で参加している方は，集団内の活動で復職準備性を評価する必要があります。この復職準備性については，うつ病リワーク研究会(http://www.utsu-rework.org/)より「標準化リワークプログラム評価シート」というシートが開発されていますので，参考にするとよいでしょう。

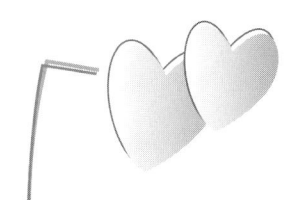

第 10 章　プログラムの構成

　本章では，当院で行っているショートケアプログラムの構成および概要について述べていきます。当院のショートケアプログラムは「生活」「交流」「認知」「仕事」の 4 カテゴリーに分類し，カテゴリーに共通した目的にそって利用者の方々にショートケアの説明を行っています。プログラムの共通目的の参考としては，うつ病リワーク研究会が調べた同研究会所属施設のプログラム実施の目的があります。その結果では，プログラムの目的は「症状自己管理」「自己洞察」「コミュニケーション」「集中力」「モチベーション」「感情表現」「リラクゼーション」「基礎体力」の 8 つのグループ（うつ病リワーク研究会，2011）に分けられました。当院でプログラムをカテゴリーに分類する目的としては，ショートケア利用者はそれぞれ異なった利用目的を持っているため，その目的にそったプログラム利用を計画しやすくするために，単純なレベルへのカテゴリー化によって大まかな目安をつけやすいようにしています。

　また，当院で行っているショートケアプログラムの特徴として，基本的に継続参加が前提で途中参加は認めない「クローズド」な参加形態ではなく，1 回だけの参加や，途中参加も可能な「オープン」な参加形態を採用している点が挙げられます。前者は参加期間に 6 か月や 1 年間などの限定が設けられていることが多いのですが，当院で行っている「オープン」な参加形態ではそうした参加期間の限定をしていません。そのため，利用者の多様なニーズにそったより個別的な対応が可能となっています。

第10章・・・プログラムの構成

1.「生活」：よりよい生活を目指すプログラム

　「生活」のカテゴリーに属するプログラムの共通目的は，作業能力や集中力の回復，不安・緊張の緩和，生活の質の向上，集団への慣れなどが挙げられます。
　また，どういった利用者の方々のニーズと対応しているかというと「食事・運動・睡眠などの生活習慣が乱れがち」「ストレスとどう付き合っていけばよいのかよくわからない」「緊張することが非常に多く，上手くリラックスできない」「目の前のことに集中しようと思っても上手く集中できない」などがあります。以下「生活」に属する各プログラムを概説していきます。

① 「季節のプログラム」
　季節の行事やゲーム，創作活動を楽しむプログラムです。創作活動を通して，想像力や意欲を刺激し，ポジティブな感情を誘導するとともに，集団としての一体感を感じてもらったり，肯定的なフィードバックをもらったりします。節分やクリスマス，七夕などの時期にちなんだプログラム構成を行っています。また，時にコラージュ療法[1]などの芸術療法[2]を取り入れることもあります。

② 「ストレスマネジメント」
　ストレスの種類や，自身のストレス対処の傾向を学ぶプログラムです。ストレス対処において，気ぞらしや息抜きの重要性を教育し，利用者同士で多様なストレス対処の具体的方法を学んでもらいます。本章後半にて，具体例として企画書や実施内容を紹介します。

③ 「自律訓練法」
　実践的なリラクセーション法として，自律訓練法[3]の実践方法を説明し，実践してもらいます。その際，交感神経・副交感神経の話を交え，生理的な観点からのリラックスの仕組みも説明を加えます。

④ 「筋弛緩訓練法」
　実践的なリラクセーション法として，筋弛緩訓練法[4]の実践方法を説明し，実践してもらいます。自律訓練法と同様，交感神経・副交感神経の話を加えます。

⑤ 「瞑想法」
　実践的なリラクセーション法として，瞑想の実践方法を説明し，実践してもらいます。説明・実践はマインドフルネスストレス低減法[5]をもとに，その

目的や，瞑想の効果を上げる7つの態度，瞑想の仕組み，手続きなどについて話していきます。

⑥「マインドフルネス」

自分の『心』との新しい付き合い方を学ぶためのプログラムです。アクセプタンス&コミットメントセラピー[★6]をもとに，理論の概説を行い，ワークシート記入や体験ワークを通して，マインドフルネス[★7]スキルの体得を目指していきます。

⑦「森田療法」

森田療法[★8]を集団で学び，実生活の中で建設的な生き方を考えるプログラムです。森田療法の概説，森田療法で用いられる言葉などを詳しく説明し，ワークシートへの記入を通して学びを深めます。

⑧「ダイエットプログラム」

自身の食事・睡眠・運動を見直し，健康的なライフスタイルを目指しながらダイエットにつなげていきます。食事については，食べ方のコツや栄養素のバランスについて教育します。睡眠については，食欲との関係を示唆しつつ，良質な睡眠の取り方を指導します。運動については，始めることと継続することに関するコツを教え，プログラム内で負荷がかかる運動を行います。

⑨「Let's sing a song」

集団で歌を歌うことで，緊張の緩和，リラクセーション，ポジティブな感情の誘導などを狙います。声を出すことへの抵抗を弱めることで自己主張性の向上や，集団凝集性の向上にもつなげていきます。

⑩「らくらくヨガ」

無理なくマイペースでできるヨガを紹介，実践するプログラムです。

2.「交流」：コミュニケーション能力を向上させるためのプログラム

「交流」のカテゴリに属するプログラムの共通目的は，自己主張の練習，協調性の訓練，対人不安の緩和などが挙げられます。

また，どういった利用者の方々のニーズと対応しているかというと「人と話

す際に何を話していいかわからないことが多い」「言いたいことがあっても自分の気持ちを押し殺すことが多い」「周りの人との関係があまりよくなく,人間関係に悩んでいる」などがあります。以下「交流」に属する各プログラムを概説していきます。

① 「感じてみよう」

　視覚・聴覚・触覚など五感を通して感じた印象や感情を表現することで,コミュニケーションの練習をします。

② 「アサーション」

　自分も相手も大切にする自己表現について学び,練習するプログラムです。アサーションの考え方を学習しつつ,体験的なワークを通して,コミュニケーションのクセやコツをつかんでいきます。

③ 「フリートーク」

　決められたテーマにそって,参加者で自由に話し合うプログラムです。フリートークに入る前に話しやすい雰囲気を形成するためにアイスブレイクやウォーミングアップを挟みます。

④ 「ロールプレイ」

　自分自身のコミュニケーションの課題に対し,参加者で協力し,演劇の手法を用いて自己主張の練習をするプログラムです。あわせて,コミュニケーションパターンの学習も行います。

3.「認知」:考え方・とらえ方に注目したプログラム

　「認知」のカテゴリーに属するプログラムの共通目的は,柔軟な思考の獲得,気分の安定化,問題解決能力の向上,自己管理スキルの獲得などが挙げられます。

　また,どういった利用者の方々のニーズと対応しているかというと「自分が周りの人に受け入れられていない感覚を強く感じる」「物事を否定的にとらえやすく,マイナス思考にはまりやすい」「自分の周りの環境を上手く調整できないと感じる」などがあります。以下「認知」に属する各プログラムを概説していきます。

① 「CBT 基礎」

認知行動療法（Cognitive Behavioral Therapy: CBT）★9 に興味を持たれた方が最初に参加するプログラムです。1回のプログラムで，認知行動療法の基本的な考え方から，自動思考記録表の記入方法までを覚えていただきます。認知行動療法の基本モデルである，出来事に対する認知・感情・身体・行動の説明や，参加者の認知的なクセを把握するためのワークの取り組みなどをしていただきます。

② 「CBT-Beginner」

「CBT 基礎」に参加された方を対象にしたプログラムです。参加者全員で一緒に自動思考記録表の記入・検討を行なっていきます。認知行動療法の基礎プログラムで学習したことを振り返り，自動思考記録表を記入，その後記録表の検討を行います。

③ 「CBT-Master」

自動思考記録表が1人で記入できるようになった方向けのプログラムです。記入した自動思考記録表の検討やテーマトークなどを行なっていきます。

④ 「CBT-S（問題解決法）」

CBT の技法の1つである，問題解決法を行なっていくプログラムです。ワークシートを用いて参加者らの問題を明確化しつつ，問題への対応策をグループで検討し，行動計画を立てます。

4.「仕事」：職場復帰や就労を目指すプログラム

「仕事」のカテゴリーに属するプログラムの共通目的は，再発予防，仕事へのモチベーション，ビジネススキルの獲得，就労・復職支援などが挙げられます。

また，どういった利用者の方々のニーズと対応しているかというと「仕事に対して興味があり，仕事をしたいと思っている」，「仕事をしたいと思ってはいるが働ける自信がない」，「仕事に関する悩みについて，色々な人の意見が聞きたい」などがあります。以下「仕事」に属する各プログラムを概説していきます。

① 「Aoi ジョブ」

主に復職・就職目的の方を対象としたプログラムです。月ごとでテーマを変

え，仕事上で重要となるスキル，考え方などを学びつつ，集中力や作業能力の回復，生産性の向上を図ります。テーマとしては，首尾一貫感覚・チームワーク・スピーチ・ビジネスマナー・ディベート・プレゼンテーション・自己分析・コンセンサストレーニングなどがあります。

② 「リワークフォロー」

　ショートケアの参加経験があり，仕事に戻られた方を対象としたプログラムです。その後の状況や，悩みなどを共有しつつ，近い立場の参加者らでアドバイスを行います。また復職間近の方，再就職を目指している方，就職を希望されている方を交えてプログラムを行うこともあります。

　また特定のプログラムの中で，医師による心理教育を実施しております。例えば，病気に関する知識や，再発予防の注意点，薬の効果など様々なことを参加者にお伝えします。病気による生理学的な変化や，日々の生活の指導など多彩な内容を教育していきます。その他にショートケアに関するオリエンテーションも行っておりますが，その詳細は8章にてご覧ください。

　当院では，上記のプログラムの中から月に15回程度ショートケアを実施しております。月のプログラム配置例は図10-1のようになっています。

　見てみることで気づかれる方もいらっしゃるかもしれませんが，プログラムの色分けにも工夫をしております。本書では，色分けは把握しづらいかと思われますが，「生活」のプログラムは緑，「交流」のプログラムは黄，「認知」のプログラムは青，「仕事」のプログラムは赤，といった形です。これにより視覚的かつスピーディーにプログラムの区別をすることができます。ホームページ（www.aoi-clinic.jp/）にて色分けをご確認ください。

　またプログラムの配置にも工夫をしております。例えばCBTプログラムは，「CBT基礎」「CBT-Beginner」「CBT-Master」の順番で週に1度ずつ開催されるように配置しております。これによりショートケアを始められる利用者の方々に，CBTをスムーズに段階を踏んで学習・実践できるように配慮しています。

Ⅲ・・・実施編

ショートケア　6月予定

日	月	火	水	木	金	土
		赤：休診				1
2	3	4 アサーション	5	6	7 CBT-Master	8 リワーク フォロー
9	10 森田療法	11 オリエン テーション	12	13 季節のプログラム 自律訓練法	14 CBT-基礎	15
16	17 Aoi ジョブ	18 マインドフルネス	19	20 Let's sing a song らくらくヨガ	21 CBT-Beginner 心理教育	22
23/30	24 ロールプレイ	25 フリートーク 瞑想法	26	27 ストレスマネジメント 筋弛緩訓練	28 CBT-S 問題解決療法	29

ショートケア　7月予定

日	月	火	水	木	金	土
	赤：休診	1 アサーション	2	3	4 七夕プログラム 筋弛緩訓練	5 CBT-Master	6
7	8	9 森田療法	10	11 感じてみよう	12 CBT-基礎	13
14	15 海の日	16 Re-New ダイエット プログラム	17	18 ストレスマネジメント 自律訓練法	19 CBT-Beginner 心理教育	20 リワーク フォロー
21	22 Aoi ジョブ	23 マインドフルネス	24	25 Let's sing a song らくらくヨガ	26 CBT-S 問題解決療法	27
28	29 ロールプレイ	30 フリートーク 瞑想法	31			

図 10-1　プログラム配置例

「Let's sing a song」と「らくらくヨガ」「ストレスマネジメント」「筋弛緩訓練法」「自律訓練法」「フリートーク」「瞑想法」などは組み合わせて3時間のプログラムとして構成しております。集団精神療法を行っていた時代に1時間30分のプログラム構成をしていたため，バランスが良いプログラム同士を組み合わせることでショートケア用のプログラムとして完成させました。

その他に，「マインドフルネス」のプログラムと「瞑想法」のプログラムは実施時期に間を空けるようにしております。「マインドフルネス」においても瞑想を用いたワークを行うため，「瞑想法」と重なってしまい，利用者に飽きをもたらす可能性があるからです。逆に，連続して取り組んでもらうことで，瞑想の実践方法をしっかり身に付けられるという考え方もできますが，当院では前者の考え方を現在採用しております。同様に，「ロールプレイ」と「アサーション」はプログラム内でロールプレイを用いるため，実施時期に間を空けております。「CBT-S」と「森田療法」も，近い内容のワークに取り組んでもらうため，実施時期をずらしています。

「森田療法」は月1度の開催ではありますが，基本的に次月の「森田療法」は前の月の「森田療法」から4週間程度の間を設けるように配置しています。これは，当院で行っている「森田療法」で利用者の方々に取り組んでもらっている「行動目標」の期間に一貫性を持たせる狙いがあります。

「リワークフォロー」は，利用者の事情に配慮したプログラム配置をしております。「リワークフォロー」の対象者は仕事に戻られたショートケア利用者であることもあり，平日の利用は都合がつきにくい点が考えられます。そのため，当院では「リワークフォロー」プログラムを土曜日に配置することにしております。次にプログラムの具体例として「ストレスマネジメント」プログラムの詳細を紹介します。

5. プログラムの具体例

当院では現在，前述のように多岐にわたるプログラムを実施しています。ここでは，プログラムの企画，実施について，「ストレスマネジメント＆リラクセーション」プログラムを例に挙げて説明します。

Ⅲ・・・実施編

表 10-1　プログラム企画書

プログラム名	ストレスマネジメント＆リラクセーション
ねらい・目標	〈ストレスについての理解〉 　ストレッサー，ストレス反応についての理解を深める。 〈自己分析〉 　自分に起こりやすいストレス反応（身体的・精神的症状），対処方法を理解する。心理検査を用い，客観的理解も深める。 〈他者理解〉 　意見の交換やグループワークなどを通し，自分とは異なる意見，対処行動，価値観に気づく。 〈リラクセーション法の習得〉 　リラクセーション法によるセルフケアの習慣化を促し，ストレス反応の軽減を目指す。
対象者	当院通院中で主治医の許可がある方（要指示箋） 〈対象者の疾患〉 　特に定めない。 〈対象者の目的〉 　リワーク，生活のリズムを整える，確定診断の補助，外出の機会を作るなどの目的がある方。
内容	〈伝えたいポイント〉 ・「ストレス」って何だろう？ ・ストレッサー，ストレス反応のメカニズム ・ストレス対処のポイント ・リラクセーションの重要性 ・自己統制感 〈ワークなど〉 ・ＰＯＭＳ，ＢＳＣＰ，ＷＲＡＰなどの自己記入式の心理検査 ・グループでの話し合いや意見交換
観察ポイント	〈行動〉 ・他者交流の様子，緊張の程度 〈理解〉 ・指示理解の程度，課題遂行の程度，自己理解の程度
準備するもの	〈プログラム開始時に配布する資料〉 　参加記録シート，活動グラフ，テキスト，心理検査，ワークシート 〈その他〉 　説明用パワーポイント 　リラクセーション法実施の際のＢＧＭ

第10章・・・プログラムの構成

　このプログラムは当院の集団精神療法で初めて実施したプログラムです。歴史のあるプログラムゆえ，実施を重ねる過程で様々な改変・工夫がなされています。したがって，現在実施しているプログラムでは，心理検査や講義の内容の種類が豊富になっていますが，本章ではショートケア導入時に行っていたプログラムに近い企画・実施案をご紹介します。

　プログラム開始前に，担当スタッフが「プログラム企画書」（表10-1）を作成します。企画書には，プログラムのねらい，参加対象者，内容，プログラム時の観察ポイント，準備するものなどを書いています。この企画書をもとに，医師やその他のスタッフと企画を練っていきます。

　企画を進めて行くのと同時に，プログラムの具体的な内容を決めます。いくつかの参考文献を参照したうえで，プログラムで伝えたいポイントを絞り，大まかなプログラムの流れを定めていきます。

　「ストレスマネジメント＆リラクセーション」プログラムは，参加しやすい基本のプログラムとして位置づけられています。そのため，その他のプログラムよりも参加者の幅が広く，様々な疾患・年齢・回復度・目的の参加者のニーズに合った内容と進行を考える必要がありました。

　プログラムの流れを決めていくのと同時に，プログラムで使用する資料作りも行います。当院では，プロジェクターで資料を提示し，さらに講義中心のプログラムでは，手元にテキストを配布しています。そのため，スタッフはその両方を作成する必要があります。企画の早い段階でプログラムの流れがイメージできており，手元に参考文献が揃っていれば，資料作りにはそれほど労力はかかりません。堅苦しい雰囲気にならないよう，著作権フリーのイラストを挿入するなどして，見やすく・わかりやすく・スマートな資料作りを心がけています。

　以上のように，当院で行っているショートケアプログラムの構成は，各プログラムの目的，利用者のニーズ，プログラム配置などを重視・工夫しています。さらに本章冒頭で述べたように，当院のショートケアは継続的な参加を強制しないため，「オープン」な利用をすることができます。「オープン」な利用ができることは，多様なニーズに合わせられる点もありますが，利用者にとってプログラムに「気楽に参加できる」気持ちを養成し，グループでも余裕のある暖かな交流ができる雰囲気を醸成していると思われます。

Ⅲ・・・実施編

表10-2 「ストレスマネジメント＆リラクセーション」プログラムの流れ

◉ ストレスマネジメント
1. ショートケア参加における注意事項
2. 自己紹介
3. ストレスについての講義と話し合い
   (1) ストレスとは何か？
   (2) ストレッサーについて
   (3) ストレス反応について
   (4) 最近のストレッサー，ストレス反応を報告（テーブルごと）
4. ストレスのチェック表とその説明
5. ストレスマネジメントの手順とポイント
6. ＰＯＭＳ実施
7. ＰＯＭＳ結果説明

◉ リラクセーション（筋弛緩訓練）
1. ストレスのコントロール方法について
   (1) アクティベーション法
   (2) リラクセーション法
      ①交感神経と副交感神経について
   (3) 筋弛緩訓練法の説明
   (4) 筋弛緩訓練法・呼吸法の実施

第 10 章・・・プログラムの構成

表 10-3　ショートケアプログラムの構成

	カテゴリー	目的	プログラム例
当院ショートケアプログラムの構成	「生活」	・作業力・集中力の回復 ・不安・緊張の緩和 ・生活の質の向上 ・集団への慣れ	・「季節のプログラム」 ・「ストレスマネジメント」 ・「自律訓練法」 ・「筋弛緩訓練法」 ・「瞑想法」 ・「マインドフルネス」 ・「森田療法」 ・「Let's sing a song」 ・「ダイエットプログラム」 ・「らくらくヨガ」
	「交流」	・自己主張の練習 ・協調性の訓練 ・対人不安の緩和	・「感じてみよう」 ・「アサーション」 ・「ロールプレイ」 ・「フリートーク」
	「認知」	・柔軟な思考の獲得 ・気分の安定化 ・問題解決能力の向上 ・自己管理スキル取得	・「CBT 基礎」 ・「CBT-Beginner」 ・「CBT-Master」 ・「CBT-S（問題解決法）」
	「仕事」	・再発予防 ・仕事へのモチベーション ・ビジネススキルアップ ・就労・復職支援	・「Aoi ジョブ」 ・「リワークフォロー」

※特定のプログラムでは，10〜30 分程度の時間を使って心理教育を実施しています。

Ⅲ・・・実施編

【注】

★1 コラージュ療法：雑誌や広告などから写真や絵を切り取り，台紙に貼っていって1つの作品として作り上げます。コラージュボックス法とマガジン・ピクチャー・コラージュ法があり，当院では後者を行なっております。

★2 芸術療法：さまざまな芸術表現を通して，抑圧された感情を表現することで，精神的安定や，自然治癒力の向上を図る精神療法の総称です。言語によるコミュニケーションが困難な場合などにも有効であると考えられます。

★3 自律訓練法：1932年にドイツの精神科医シュルツによって創始された自己催眠法で，治療技法です。技法を用いてリラックス状態を体験することで，疲労回復，セルフコントロールの向上などにつながります。

★4 筋弛緩訓練法：アメリカの神経生理学者であるジェイコブソンが開発したリラクセーションの技法です。筋肉の緊張と弛緩を繰り返し行うことで身体のリラックスを導いていきます。

★5 マインドフルネスストレス低減法（MBSR）：分子生物学者であるカバットジンによってグループ治療プログラムとして始められた方法です。注意集中を高める「マインドフルネス瞑想法」の直系で，そのエッセンスをわかりやすくプログラム化しています。

★6 アクセプタンス＆コミットメントセラピー：スティーブン・ヘイズらが中心になり言語行動の行動分析学から発展させた介入法です。症状・悩みをアクセプト（受け入れ）することと大事なこと（価値）に基づき，責任をもって行動する（コミット）ことで症状や生活の改善を目指していきます。

★7 マインドフルネス：パーリ語(ブッダが日常会話で使っていた言葉)のサティという言葉の英訳で，日本語では「気づき」と訳されています。マインドフルネスは，近年，CBTの「第三の波」といわれる展開の中で注目されています。

★8 森田療法：精神科医の森田正馬によって1919年に創始された神経症に対する独自な精神療法です。当院では，症状に対する「とらわれ」から脱し，症状の出現は「あるがまま」において，「今，やるべきことをやる」と「目的本位」な生活態度を身につけることを中心的に指導していく森田療法的アプローチを行っています。

★9 認知行動療法（CBT）：認知・行動面を変容していくために様々な技法を系統的に練習し症状の改善，問題の解決などを目指します。「エビデンスに基づく心理療法」の体表各であり，2010年には「うつ病に対する認知療法・認知行動療法」の医療保険収載が認められました。

コラム3 「スタッフの自己研鑽，研修」

　社会のニーズにマッチした専門的な治療を行っていくためには，自己研鑽が大切です。特に専門的分野の勉強は，絶えずやり続けることが必要となります。しかし，日中の勤務の時間帯では，本をじっくりと読む時間はほとんどありません。患者を治療していく中で，患者から学び取っていくことも重要でしょう。

　スタッフは，うつ病リワーク研究会への参加や，静岡市内で最近始まったリワークに関する勉強会など多岐多様な研修および勉強会などに参加しています。静岡で始まったリワークの勉強会は，地域にフォーカスを当て，医療関係者・福祉関係者・行政・弁護士・社会保険労務士など様々な専門職が集う勉強会です。また，うつ病による休職者に限定しない広義でのリワークを考えていこうというのも特徴の一つです。例えば直近の勉強会では，発達障害がテーマとなっています。

　それ以外にも，静岡初のEAP（従業員支援プログラム）である，「フジEAPセンター」との合同の勉強会や，院内でのセミナーも定期的に行っています。合同の勉強会のテーマは，軽度発達障害・双極性障害・発達障害など，最近のトピックスをテーマに据えて情報交換をしています。

　「連携と役割分担」が重要であるといわれる中，こういった他機関との交流で得られる実用的な知識というのは役立ちます。

　また，スタッフそれぞれが様々な学会に所属しています。当院ではこういった活動を積極的にサポートしています。

Ⅳ… 実践例・補足資料

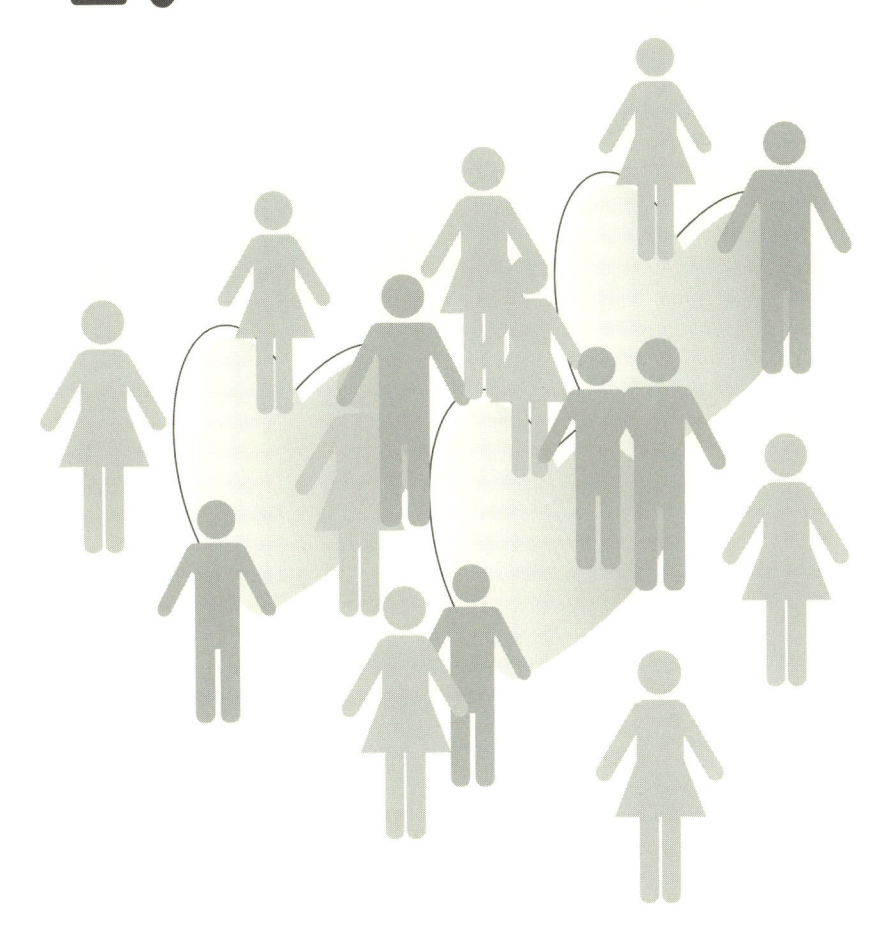

Ⅳ・・・実践例・補足資料

1. 参加者のアセスメント概要：疾患・年齢・性別・参加状況等

参加者の疾患は，気分障害，不安障害が中心です。年齢は図のように，20代から50代までの幅広い年代の患者が参加しています。

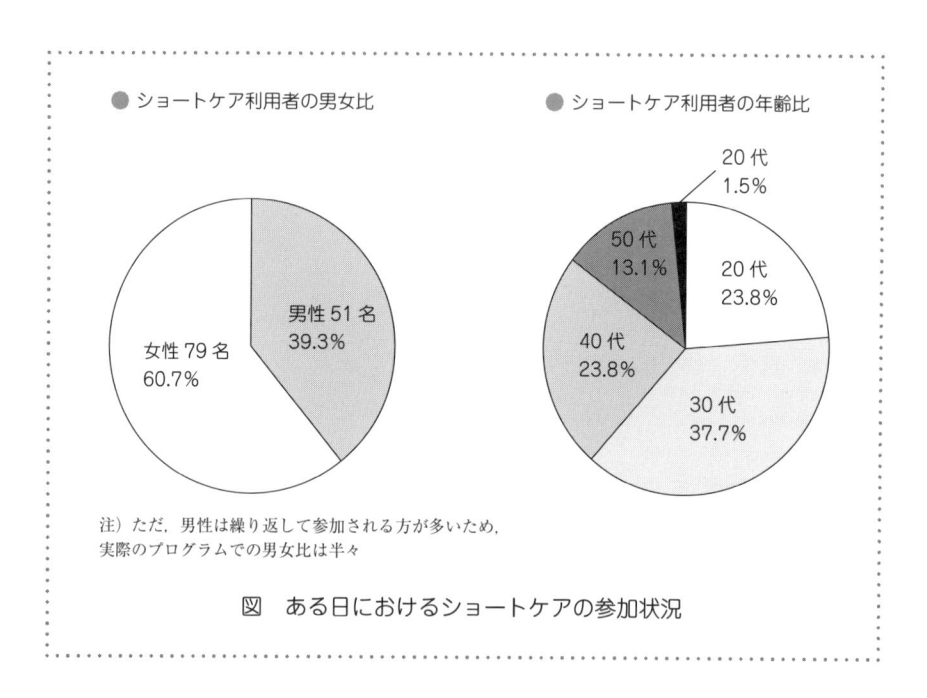

● ショートケア利用者の男女比
- 男性 51名 39.3%
- 女性 79名 60.7%

● ショートケア利用者の年齢比
- 20代 1.5%
- 20代 23.8%
- 30代 37.7%
- 40代 23.8%
- 50代 13.1%

注) ただ，男性は繰り返して参加される方が多いため，実際のプログラムでの男女比は半々

図　ある日におけるショートケアの参加状況

2. ケース報告

ケース1…発症時と似た状況がショートケア終盤で出現し，集団の力を使って乗り越えたケース（Aさん：30代女性，一般事務）

(1) 受診までの経緯

以前の職場では人間関係にも恵まれ，自分の興味のある仕事ができていました。就業態度や業績も良く，とても充実した毎日を送っていました。しかし家

庭事情のため，X － 10m に退職されます。転居の後，X － 6m に同様の職種に再就職しました。ただし，再就職した場所では，自分が以前担当していた頃に比べ，やりがいを感じる仕事ができず，労働意欲が低下し，「あの頃に戻りたい」という思いが非常に強くなります。結果として集中困難から作業能率の低下や業務上のミスが増え，身体的にも不眠・だるさ・食欲不振・易疲労感が出現。気持ちも抑うつ的になり，会社に出勤できなくなってしまい，当院を受診しました。

(2) 休職〜カウンセリング

当院受診後，投薬治療を開始，職場は休職し，自宅療養の時期が続きます。X ＋ 2m 頃には症状もだいぶ安定してきたため，自身の抱えている問題の整理と再発予防を目的にカウンセリングを希望されました。生活習慣が不安定なことや，コミュニケーションの機会が少ない等の悩みが語られました。人と話すことにはあまり抵抗のない方であったため，徐々に生活リズムを整えつつ，X+3m よりショートケアの利用に移行しました。

(3) ショートケアへの参加

ショートケアではストレスマネジメント，認知行動療法，ロールプレイ，アートセラピー，マインドフルネスなど，回数を増やしつつ，最終的にはすべてのプログラムに参加するようになりました。初回は緊張した面持ちでありましたが，その後積極的にプログラムに参加するようになりました。人と話すことが好きな性格のため，ショートケアで人と交流できることが嬉しく，またプログラム内で以前好きだった創作活動を久しぶりにすることもでき，全体的にとても楽しそうに参加することが特徴的でありました。

(4) ショートケア利用中の変化

ショートケア利用当初は「過去に戻りたいという気持ちは消さないといけない」と思っていたAさんでありましたが，徐々にその気持ちに変化がみられてきました。過去と今を比べ，気持ちが落ち込んだ状況を，認知行動療法のプログラムで発表した際には，他の参加者に気持ちを共感してもらえたうえで，

多様な考え方をアドバイスしてもらい,「過去に戻りたい気持ちそのものは悪いことではなく,無理に消す必要はないとわかりました。その気持ちと上手に向き合えるようにしていきたいと思います」と自身の感想を述べていました。そこで「自分の気持ちを受け入れて,とらわれないようにするため」に,マインドフルネス瞑想法など,その他のプログラムへより目的を持って参加をするようになります。

(5) ショートケア利用終盤での問題再体験

復職の時期が近づいてきた時に,Aさんに新たな問題が生じるようになります。それは「ショートケアが充実していて楽しく,仕事よりも出たいと思ってしまう」と,ある意味発症時に似たような状況でありました。ただ発症時に似た状況であることにAさん自らが気づき,認知行動療法のシートを使い,客観的に出来事や気持ちを整理しました。そして皆にアドバイスを求めてプログラムにて発表を行いました。後日「以前に皆さんからもらったアドバイスを実践してみたら,思ったよりも物事が上手く進み,とても役立ちました」と述べ,実生活に役立てている様子が語られました。

(6) 利用終了〜予後

終了後のフォローアップでは,やりたい仕事に積極的に関わっていくようにしたことで,仕事中にリフレッシュできるようになったこと,トラブル等があった時には,プログラムで学んだ対処を活かしていること,モヤモヤした気持ちは認知行動療法のシートに記入して気分を整えていることなどが語られました。過去に戻りたい気持ちを尋ねたところ「過去に戻りたい気持ちもあるけれど,それでいいと思っています。ただショートケアに出て,昔に戻らなくても新しく楽しい場所を見つけられることがわかりました。また仕事にやりがいが持てるよう,今を少しずつ変えていきたいと思います」と前向きに述べていました。

Ⅳ・・・実践例・補足資料

> ケース2…就職活動の失敗や，論文制作のストレスでうつ病となりつつも，ショートケアを通して復帰したケース（Bさん：20代，男性，大学生）

（1）受診の経緯

　当時，卒業論文のことや，就職活動が上手くいかないことなどのストレスからか，X－1m頃から，胸がドキドキする，吐き気，頭痛，体に力が入らない等の症状が出現しました。他に気分の落ち込み，憂うつ感などの症状もみられたため，指導教員の勧めもあり，当院へX±0mに来院しました。

（2）ショートケアへの導入

　就職活動，卒業論文制作を再開するために，ショートケアを通して生活リズムの改善，ビジネス・自己管理スキルの習得，作業能力・集中力を改善しようとX＋1m頃に参加を始めました。既に主治医，指導教官と相談し，大学は休学することを決めて手続きを行い，治療に専念できる環境を準備していました。その後，各プログラムへ意欲的に参加しつつ，生活リズムを整えていき，心理検査の結果も症状がみられない状態へと変化していきました。

（3）ショートケアによる変化の表れ

　初めの頃は「生活」のプログラムに重点的に参加し，ストレスの理解やリラクセーションの仕方などを学び，実践していきました。参加して少し経ち，心理検査の結果は症状がみられない状態へと変化しました。これはBさんがショートケアの理念である「主体的に参加する」ことを理解し，実践していることが1つの要因となっているのではないかと考えられました。実際，やむを得ない場合を除き，ショートケアにはほぼ毎回参加していました。プログラム中もわからないことはきちんと質問をする積極的な姿勢もうかがえました。その後，就職活動の失敗を振り返るようになり，ビジネススキルの習得や自己分析をより進めるために「リワークプログラム」（現「Aoiジョブ」）に参加したり，「リワークフォロー」プログラムに参加して復職経験者の方々から就職に関するアドバイスをもらったりしました。

Ⅳ・・・実践例・補足資料

　X＋5mには復学の意思を固め，主治医，指導教官とも相談して復学手続を行い，合わせて就職活動も再開しました。X＋8mに復学となり，卒業論文制作と就職活動に本格的に取り組み始めました。当院のショートケアには，大学の授業のない曜日や，就職活動の隙間を活用し，引き続き意欲的に参加しました。プログラムが終わると，他の参加者が部屋を出ていった後に，スタッフに悩みの相談をもちかけてきたため，短時間ながらスタッフ側からの個別的対応を行いました。

(4) ショートケアで印象に残ったエピソードなど
　Bさんより「昼間眠ってしまう」ことについて繰り返し悩みが語られていましたが，その後もプログラムに参加し続け，その中でマインドフルネス瞑想に興味を持ち，昼間の眠りのタイミングに瞑想に取り組む時間を設けたと話しました。続けていくと，ショートケア参加継続によるリズム調整効果もあったと思われますが，眠気に対して「どうにかしたい」「眠ってはいけない」と考えていた価値判断が瞑想を通して変化したようで，当初2時間程眠ることもあったのが，20分程休憩することで日中の活動に取り組めるようになったと話してくれました。
　また身体の痛みなどの症状も抱えていましたが，「マインドフルネス」プログラムにて瞑想に取り組み，身体の痛みに対しマインドフルな観察を加えたことで，痛みが小さく変化したことに気づいたことなども語っていました。それらのエピソードから，スタッフの頭の中にマインドフルネスストレス低減法の「判断・評価を下さない」こと，アクセプタンス＆コミットメントセラピーの「アクセプタンス」などの言葉が浮かんできました。Bさんとスタッフの間でそうした変化や気がついたことなどを話しあうと，眠気，身体の痛みは，それぞれが身体の不調を教えてくれる自然なサインであると感じられるようになってきたことを話してくれました。そうして自然に眠気を20，30分程度集中して体験してみたり，痛みに穏やかな注意を向けたりしたことで，自分の心身について理解を深めることができたようでした。スタッフ側からも，眠気や痛みは，人にとって存在することが自然なものと感じることや，様々な抵抗をしてみて改善しないなら，そうしたコントロールを放棄すると自然と落ち着いてく

ることがあると話しました。以上のような経験や話を通じて，Bさんは更に自分の心身を知識的にも，体験的にも理解していこうと思ったようでした。

（5）最終的な転機，予後など

復学後，卒業論文制作と就職活動に取り組み続け，就職先を見つけることができました。卒業論文の制作も，同じ研究室の学生の助けや指導教官の指導を受けて，無事発表となり，卒業単位を得ることができました。就職後の勤務先が他県であるため，近医を紹介し，当院でのショートケアの利用を終結することとなりました。

ケース3…個別支援からショートケア誘導に至ったケース
（Cさん：31歳，男性，会社員）

（1）受診までの経緯

以前勤めていた会社での対人関係が上手くいかず，発症，退職に至りました。就職しても対人関係につまずき，うつ症状が悪化しては退職するといった状態を繰り返していました。

（2）ショートケアへの導入

思考が混乱しやすく，主観的で問題整理や現状の把握が難しいことから，医師の診察だけでなく，ケースワーカーの面談も併せて行っていくことになり，個別での面談を行う中で，仕事上での対人関係のつまずきの背景には，アンガーコントロールが上手くいかないことや，困った時のヘルプが出せないこと，ストレス発散がうまく出来ないこと等がわかってきました。これらの問題について，ショートケアに参加し対人コミュニケーションスキルやストレスマネジメントを学んでいくことで改善していくことになりました。

（3）ショートケアによる変化

これらのプログラムに参加したことで，主観的な物事の見方も「もしかしたら～かもしれない」と視野を広げて見たり，生活の中にCBTを取り入れたり

するようになりました。現在は、症状も就労可能な状態となり、ショートケアを卒業、就職活動しています。

　Cさんのように、いつも同じようなことでつまずき、症状を悪化させてしまうケースも多いと思います。ショートケアに参加しスキルを学んだことで、そのつまずきを感じる回数が少なくなった、症状が悪化する前に対処することができたなどの声が多く聞かれます。

コラム 4

「実践を通じてのプログラムの改善について」

　プログラムの内容についてまず重要なことは，科学的に実証されているものであることです。私たちが行うものは，医療機関による「治療」だと位置づけられますので，科学的根拠のあるプログラムが中心となることが望ましいと考えています。

　次に，プログラム内容とプログラムのタイトルに相違があってはならないということも重要です。あたりまえのように聞こえますが，実施者の背景の相違によるタイトルと内容のミスマッチが起こることは，参加者の利益に反してしまうからです。

　私たちのクリニックでは，プログラムの改善に特に力を入れております。プログラムが終了すると，その都度振り返りがあり，改善点などはレポートでまとめられております。1つの精神療法であっても，ニーズや状況に合わせて絶えず創意工夫をしていくことが必要でしょう。

　以上のポイントをクリアするために，当院ではスタッフには細かいシフト表が存在します。プログラムの作成，改善のための時間は集中して取り組めるように十分の時間をシフト表に組み込んであります。

Q&A よくある質問

Q① コストすなわち採算が合うのでしょうか

A ショートケアを始めるためには，必ず準備期間が必要になります。当院の場合はショートケアのための施設を用意した後，週に数回のやや短時間の集団療法をしばらく行っていた時期がありました。内容をいろいろと工夫しながら試行錯誤していた時期です。この間も施設を借りているため家賃はかかります。

ですから，始めたばかりの期間はそこから生み出される収入はほとんどないが家賃などの固定支出はあるという赤字の時期が続くことは想定しておいたほうがいいと思います。ショートケアで収益を上げようというよりはショートケアでの収益はないものと考えるぐらいの心構えだと無理なプログラムを立てずにすむかと思います。ショートケアの参加者の流れをみていると時期によってニーズが変わることがあります。そこに柔軟に対応できることがショートケアを長続きさせる1つのポイントかと思います。プログラムの内容やねらいによって，参加人数を変えていくことも重要ではないでしょうか。確実にショートケアを必要とする人はいます。そのため，利益優先ではなく患者優先であると考え，ショートケアが長続きしている状態を目指すことは大事ではないかと考えています。

Q② 準備段階での提携企業との契約書など，法律的な問題が気になります

A 顧問弁護士を置くことをお勧めします。ショートケアを立ち上げる際にも助けになると思いますが，ショートケア立ち上げ後，様々な企業と連絡を取り合ったり，提携するための契約書類をチェックしなければならない場合など，ただでさえ業務が繁忙な所に専門的な内容の膨大な契約書類を確認しなければならないというのはとても大変なことです。私の場合，契約書類などは自分でも目を通しつつ，顧問弁護士にリーガルチェックをしてもらっています。大企業であれば法務部などあるかもしれませんが，小さい規模の診療所ではそれは不可能です。しかし送られてくる契約書類などで内容の不備などが案外と多く

● Q＆Aよくある質問

見つかることがあります。契約書は今後の提携内容や自分の診療所の立場を決めるうえで非常に重要な書類ですから，なるべく書類の不備などが確実に拾えるような体制をとることをお勧めします。

経営は，1人ですべて完結させることは難しいかと思います。自分で把握しておくことは重要ですし最終判断は自身で行わなければなりませんが，法律や会計など医療以外の分野では専門家の助言を得ることもとても重要です。

Q③ いろいろなプログラムがあって，混乱しませんか

A スタッフが混乱しなければ大丈夫です。いろいろなプログラムが存在するのは，患者さんにとってはかえってプラスに作用しています。前述したように，当院の認知行動療法のプログラムと森田療法のプログラムを受講している患者さんを対象に調査をしたところ，2つの違う考えの精神療法が受けられることをメリットととらえている結果が得られました。

治療の選択には，治療者の好みや得意分野，価値観が入りがちです。しかし，主体は患者さんですから，患者さんの価値観もまた重要な要素です。特に，更なる機能的寛解を目指すような，ある一定範囲の病状改善が既に図られた患者さんにとっては，患者さん自身が「このプログラムで治したい」という治療意欲を持って参加することがショートケアへの参加が続けられることや結果的に病状が改善することにつながると思います。

なお，どのプログラムから入ったとしても，症状を良くするという目的は同じです。プールで溺れている人は，どんな高尚な哲学よりも，泳ぎ方を知っているほうがよっぽど大事であるということも言えますし，患者さんがとにかく良くなるために様々な視点を取り入れることができることは案外大事な視点かもしれません。

Q④ クリニックで行う意味はどのようなものでしょうか

A これは，ショートケアや，リワークは，絶えず状態が変化しうる，また症状の重症度を判断したり，治療を変更したりと，精神的，身体的な症状をみながら医学的判断をもとに行っていくものです。そういった医学的治療は，病院で行います。

● Q＆Aよくある質問

　症状の改善の意味，診断的な意味，回復の評価，それに基づき，薬物療法を充実させる，こういったことが病気の改善には必要です。そこが単なるリハビリとの違いです。

　薬物療法の効果の中には，精神療法の効果も入ってきます。同様に，精神療法の効果を論ずるときにも，薬物療法の効果も入っています。しかし，精神療法の効果を論ずるときには，とかく，薬物療法の効果をあえて触れずに論ずることが多いように思います。1人の人に対して，いくつかの治療法を同時に行っているのですから，薬物療法，精神療法双方の効果であると考えたほうがよいと思います。

　例えば，病気の症状により集中力の低下があるとリワークで考えられた場合，薬物療法に応用するというのは良いのではと思います。この病気によるかどうかの判断は病院で行うことです。認知行動療法を行っていて，抑うつ的な気分が強かったりした場合，それが病気による症状であり，薬物療法でさらなる改善が見込めるようであれば，薬物療法に反映させて変化をみるというのは，重要であろうかと思います。

　医療機関でないところの場合，これができない可能性もあります。集中力低下の症状があっても，リハビリプログラムだけで解決しようとし，医療的な視点がほとんど働かない場合です。

Q⑤ なぜ，同じクリニックに通院している人だけに限定しているのでしょうか

　A　参加状況を治療に応用しないと，良くならない人もいるからです。といいますのは，双極性障害の有無の判断や，発達障害の判断，治療の改善の評価を行う場合は，薬物療法と一体になったやり方により早期介入が可能になるからです。また，ショートケア参加の様子から，ダイレクトに病気本体への治療を強化したり，あるいは変更したりすることが必要となり得るからです。

　精神疾患の場合，プログラム参加中の状況が病状によるものか，訓練を繰り返して克服しなりればならない状態なのかを見極めなければならない場面があります。例えば集中力低下が病気の症状であったとしても，見極めを誤ると逆に集中力の訓練を繰り返すことで病状が増悪するようなこともあります。これ

は骨折の例でいえば、骨がまだ十分についていないのに、それを一生懸命リハビリテーションを行うことで治そうとすることと似ています。

また、病状の見方については、場合によりそれを判断する人の主観が入ることがあります。そのようなことも考慮したうえで治療に応用できる環境でなければ治療的ではありません。以前、ある職場で誰がみても明らかに躁状態をきたしている状態で業務に支障がきているにもかかわらず、情報の伝達がうまくいかずに主治医が把握できず、改善を図るような治療変更が一向になされないケースを聞いたことがあります。そういった事例からも、患者さんの状態を観察している病院で、同時にそれに対する治療というものを行って改善していくことがとても重要であると考えております。

ただし、確かにクリニックに通院している患者さんに限定しない施設も沢山あります。それはまた様々な理由があるようです。

Q⑥ 患者さんにどのようなタイミングでショートケアを勧めていますか

A ショートケア導入のタイミングについては、例えば、うつ病であれば精神的症状、身体的症状の推移を勘案して総合的に改善方向に向かった時となるでしょう。HAM-Dなどについては点数の重みづけに疑問もあり、参考程度がいいのではないかと考えています。一番は治療者側の直感ではないかと思います。直感というと非科学的に聞こえるかもしれません。しかし「ショートケアをやるとこの患者さんは良くなりそうだ」とか、「この患者さんはやめたほうがいいだろう」という感覚は案外と頼りになるものだと思います。またショートケアの話題が出た時の一瞬の患者さんの反応は重要です。

なお本人の意欲はとても重要です。一般的な認知行動療法の導入時にもよく言われますが、ショートケアを使って治そうとする本人の治療意欲がなければ得るものは少なくなるし、長続きしません。当院でまれに家族の強い勧めで参加するという方がいますが、上手くいかないことが多いように思います。

また、ショートケアへの参加者が自分が受講するプログラムに対して前もって持つイメージについてですが、当院では、プログラムのタイトルを工夫し、内容の簡単なまとめを院内に掲示して、更に質問がある時は直接説明するようにしています。そのためそれほどのずれはないようです。

● Q＆Aよくある質問

Q⑦ リワークにはデイケア，ショートケアと，障害者職業センターでのリワークと，就労移行支援事業所での復職支援がありますが，どのような違いがありますか

A 診療所で行うショートケア，特に私たちの例で言いますと，ショートケア場面での観察が診断・薬物療法などにダイレクトかつリアルタイムに結びつけることができる点が特徴です。

すなわち治療の一部であるということです。病気の改善を目指すわけですから，専門スタッフによる対応が必要となります。また，必要に応じて医療機関では各種専門的な心理検査も行っています。また，当院においては，精神科領域ではじめて先端医療として国に指定された「光トポグラフィー」といった客観的なバイオマーカーを導入しています。その結果，適切な診断と治療を行った上で社会機能の改善を目指すことが可能になってきました。このように，当院でのショートケアで行っているのは，医療という枠組みにおけるリワークです。

障害者職業センターとの違いの一つが，職場復帰後のフォローだと考えています。当院では，月に1回土曜日に職場復帰後のフォローを行っています。また，同センターの対象者は「休職者」に限定されており，公務員は利用ができないといったことも違いです。

就労移行支援事業所は，利用期限が原則2年と限られています。また，利用者は基本的には就労を希望している「求職者」です（最近ではリワーク目的での利用も見られるようになっています）。このように，障害者職業センターや就労移行支援事業所は，リハビリテーションとしてのリワークに位置づけられています。

● 文　献

Ⅰ　理論編

○第1章

池淵恵美（2001）．デイケアの歴史と現在　臨床精神医学，**30**，105-110．

厚生省大臣官房障害保健福祉部精神保健福祉課（監修）（2001）．我が国の精神保健福祉（平成8年度版）　厚健出版

厚生労働省（2013）．平成25年度医科診療報酬点数表

望月美知子（1999）．デイケアおよびナイトケア　松下正明（編）臨床精神医学講座第20巻　精神科リハビリテーション・地域精神医療　中山書店　pp.127-138．

○第2章

安西信雄（2006）．地域ケア時代の精神科デイケア実践ガイド　金剛出版

五十嵐良雄（2007）．うつ病，不安障害のリハビリテーション　心と社会，**128**，171-177．

池淵恵美（2001）．デイケアの歴史と現在　臨床精神医学，**30**，105-110．

厚生労働省（2009）．第18回今後の精神保健医療福祉のあり方等に関する検討会　資料1　精神科デイ・ケア等について

厚生統計協会（1997）．社会医療診療行為別調査報告

松下正明（編）臨床精神医学講座第20巻　精神科リハビリテーション・地域精神医療　中山書店

望月美知子（1999）．デイケアおよびナイトケア　松下正明（編）臨床精神医学講座第20巻　精神科リハビリテーション・地域精神医療　中山書店　pp.127-138．

日本デイケア学会（編）（2005）．精神科デイケアQ&A　中央法規出版

佐々木雄司ら（1977）．病院外における精神障害者社会復帰活動の現況―全国調査（1976）をふまえて　精神医学，**19**(8)．

○第3章

Angst, F., Stassen, H.H., Clayton, P. J., Angst, J. (2002). *Journal of Affective Disorders*, **68**, 167-181.

Biederman, J. et al. (2005). Attention-dificit hyperactivity Disorder. *Lancet*, **366**, 237-248.

張　賢徳（2010）．うつ病新時代　平凡社

Ghaemi, S. N. et al. (2003) Antidepressants in bipolar disorder : The case for cantion. *Bipolar Disorder* **5**, 421-433.

樋口輝彦（2008）．Primary care note うつ病　医学医事新報社　p.2

稲田俊也（編）（2005）．ヤング躁病評価尺度日本語版（YMRS-J）による躁病の臨床評価　じほう

Judd, L. L. et al. (2002).The long-term natural history of the weekly symptomatic status of bipolar I disorder. *Arch Gen Psychiatry*, **59**(6), 530-537.

Judd, L. L. et al. (2003). A prospective investigation of the natural history of the long-term weekly symptomatic status of bipolar II disorder. *Arch Gen Psychiatry*, **60**(2), 261-269c.

神田橋條治・原田誠一・渡邊衡一郎・菊地俊暁（2010）．座談会　うつ病治療―現場の工夫より　メディカルレビュー社

Manning, J. S. et al. (2002).　Prim Care Companion. *J Clin Psych*, **4**(4), 142-150.

Paykel, E. S. et al. (1995). Residual symptoms after partial remission .an important outcome in

● 文　献

depression. *Psychology Med*, 1995 Nov, **25**(6), 1171-1180.
Pintor, L., Gastó C., Navarro, V., Torres, X., Fañanas, L. (2003). Relapse of major depression after complete. *J Affect Disord*, **73**(3), 237.
Sachs, G. S. et al, (2004). Strategies for improving treatment of bipolar disorder: integration of measurement and management. *Acta Psychiatr Scand*, **422**, 7-17.
笠原　嘉（2002）うつ病の概念を考える　精神科治療学，**17**（増刊），79.
仙波純一・松浦雅人・中山和彦・宮田久嗣（2002）．精神薬理学エッセンシャルズ　メディカル・サイエンス・インターナショナル　p.669.
Stahl, S. (2008). *Depression and Bipolar Disorder.* pp. 98-9.
高橋三郎・大野裕・染谷俊幸（2003）．DSM-Ⅳ-TR　精神疾患の分類と診断の手引き　医学書院
上島国利・樋口輝彦・野村総一郎・大野　裕・神庭重信・尾崎紀夫（2008）．気分障害　医学書院
Yalom, I. D. (1995). *The Theory and Practice of Group Psychotherapy.* 4th.ed. New York: Basic Books. （ヤーロム, I. D.　中久喜雅文・川室　優（監訳）（2012）　ヤーロム　グループサイコセラピー――理論と実践　西村書店）

Ⅱ　準備編

○第4章
青山美智子（2010）．診療報酬・完全マニュアル　ビジュアル速解　2010-11年版―点数表全一覧&レセプト請求の要点解説　医学通信社
厚生労働省東海北陸厚生局　http://kouseikyoku.mhlw.go.jp/tokaihokuriku/
うつ病リワーク研究会　秋山　剛（監）（2009）．うつ病リワークプログラムのはじめ方　弘文堂
全国保険医団体連合会（保団連）（2012）．保険診療の手引

Ⅲ　実施編

○第8章
難波克行・向井　蘭（2013）．現場対応型メンタルヘルス不調者復職支援マニュアル　レクシスネクシス・ジャパン株式会社
うつ病リワーク研究会（2011）．うつ病リワークプログラムの続け方―スタッフのために　南山堂
うつ病リワーク研究会　秋山　剛（監）（2009）．うつ病リワークプログラムのはじめ方　弘文堂
吉野　聡・松崎一葉（2009）．現役精神科産業医が教える「うつ」からの職場復帰のポイント　秀和システム

○第9章
難波克行・向井　蘭（2013）．現場対応型メンタルヘルス不調者復職支援マニュアル　レクシスネクシス・ジャパン株式会社
うつ病リワーク研究会（2011）．うつ病リワークプログラムの続け方―スタッフのために　南山堂
うつ病リワーク研究会　秋山　剛（監）（2009）．うつ病リワークプログラムのはじめ方　弘文堂
Yalom, I. D. (1995). *The Theory and Practice of Group Psychotherapy.* 4th.ed. New York: Basic Books. （ヤーロム, I. D.　中久喜雅文・川室　優（監訳）（2012）　ヤーロム　グループサイコセラピー――理論と実践　西村書店）
吉野　聡・松崎一葉（2009）．現役精神科産業医が教える「うつ」からの職場復帰のポイント　秀和システム

● 文　献

○第10章
難波克行・向井　蘭（2013）．現場対応型メンタルヘルス不調者復職支援マニュアル　レクシスネクシス・ジャパン株式会社
うつ病リワーク研究会（2011）．うつ病リワークプログラムの続け方—スタッフのために　南山堂
うつ病リワーク研究会　秋山　剛（監）（2009）．うつ病リワークプログラムのはじめ方　弘文堂
吉野　聡・松崎一葉（2009）．現役精神科産業医が教える「うつ」からの職場復帰のポイント　秀和システム

● 著者紹介

寺田　浩（医師：医療法人社団明光会　あおいクリニック）
　　　　1章，2章，3章，10章，Ⅳ，コラム1，コラム3，コラム4，Q＆A

寺田治子（医師：医療法人社団明光会　あおいクリニック）
　　　　1章，2章，3章

間淵美咲（精神保健福祉士：医療法人社団明光会　あおいクリニック）
　　　　4章，9章，Ⅳ

遠藤明充（臨床心理士：医療法人社団明光会　あおいクリニック）
　　　　5章，7章，8章，9章，Ⅳ

松浦雄介（心理士：医療法人社団明光会　あおいクリニック）
　　　　3章，7章，10章，Ⅳ

酒井田愛香（専門健康心理士・精神保健福祉士：医療法人社団明光会　あおいクリニック）
　　　　1章，2章，3章，6章，コラム2

滝井里枝（臨床心理士：医療法人社団明光会　あおいクリニック）
　　　　3章

● 編者紹介

寺田　浩

[学歴]
　昭和 43 年　　静岡県静岡市生まれ
　平成　5 年　　聖マリアンナ医科大学医学部卒業
　平成 22 年　　千葉大学大学院医学薬学府応用精神医療学専攻

[職歴]
　平成　5 年　　JR 東京総合病院　臨床研修
　平成　7 年　　浜松医科大学精神科にて研修
　平成　8 年　　横浜相原病院精神科勤務
　平成 12 年　　財団法人聖マリアンナ会東横恵愛病院精神科勤務
　平成 13 年　　横浜相原病院精神科勤務
　平成 15 年　　横浜相原病院精神科医長
　平成 17 年　　こころとからだのクリニックあおいクリニック院長
　平成 18 年　　医療法人社団明光会理事長

[免許及び資格]
　精神保健指定医
　日本医師会認定産業医
　日本精神神経学会専門医　指導医
　日本老年精神医学会専門医　指導医

[その他活動]
　東邦大学医学部医学科客員講師
　フジ EAP センター顧問医
　その他，企業の産業医、メンタルヘルス嘱託医など多数

[学会活動等]
　日本医師会，日本精神科診療所協会，日本精神神経学会，日本森田療法学会，うつ病リワーク研究会，日本老年精神医学会，日本心身医学会，日本産業精神保健学会，EAPM

[主な論文]
　音楽が入院患者，職員に与える影響　睡眠薬処方量，睡眠状態，及びアクシデントレポート内容を通じて　日本バイオミュージック学会誌，17 巻 1 号，98-103, 1999
　音楽療法が奏功したと考えられた精神遅滞者のトリコチロマニアの一例　心身医学，39, 129, 1999.
　森田療法を施行した精神分裂病の 4 例　日本森田療法学会雑誌，10 (2)，117-129, 1999.

● 編者紹介

The Neurotics among Teachers Treated by the Morita Therapy with Hospitalisation, Journal of Morita therapy, 11 (1), 209-213, 2000.
非行歴のある神経症青少年に対する森田療法の効用　日本森田療法学会雑誌, 12 (1), 1-7, 2001.
精神発達遅滞者のプライマリケアにおける精神科医の役割について　聖マリアンナ医学研究誌, 76, 69-74, 2001.
知的障害者の老化の精神医学的諸問題―ダウン症候群の痴呆合併例を中心に　聖マリアンナ医学研究誌, 4(79), 63-65, 2004.
老年期精神障害への森田療法の適応　聖マリアンナ医学研究誌, 4 (79), 63-65, 2004.
Duloxetineにおけるうつ病重症度別の検討　新薬と臨床, 62巻5号, 98-102, 2013.
精神科医療におけるリワークを考える　新薬と臨床, 62巻9号, 1505-1513, 2013.
大うつ病性障害に伴うpainful physical symptomの疫学調査と治療効果の検討　新薬と臨床, 62巻12号, 2261-2265, 2013.
Duloxetineの意義を考える　700例の臨床経験より　臨床精神薬理, 17巻1号, 111-117, 2014.

ショートケアとリワークの実践ガイド　導入編
──プログラムの組み立てから実施まで──

2014年6月20日　初版第1刷印刷	定価はカバーに表示
2014年6月30日　初版第1刷発行	してあります。

　　　　　編　著　者　　　寺　田　　　浩
　　　　　発　行　所　　㈱北 大 路 書 房
　　　〒603-8303　京都市北区紫野十二坊町12-8
　　　　　　　　　　電　話　（075）431-0361㈹
　　　　　　　　　　FAX　（075）431-9393
　　　　　　　　　　振　替　01050-4-2083

　© 2014　　DTP制作／T.M.H.　　印刷・製本／㈱太洋社
　　　　　　検印省略　落丁・乱丁本はお取り替えいたします。
　　　　　　ISBN978-4-7628-2866-9　　Printed in Japan

・ JCOPY 〈(社)出版者著作権管理機構 委託出版物〉
本書の無断複写は著作権法上での例外を除き禁じられています。
複写される場合は，そのつど事前に，(社)出版者著作権管理機構
（電話 03-3513-6969,FAX 03-3513-6979,e-mail: info@jcopy.or.jp）
の許諾を得てください。